思春期、内科外来に迷い込む

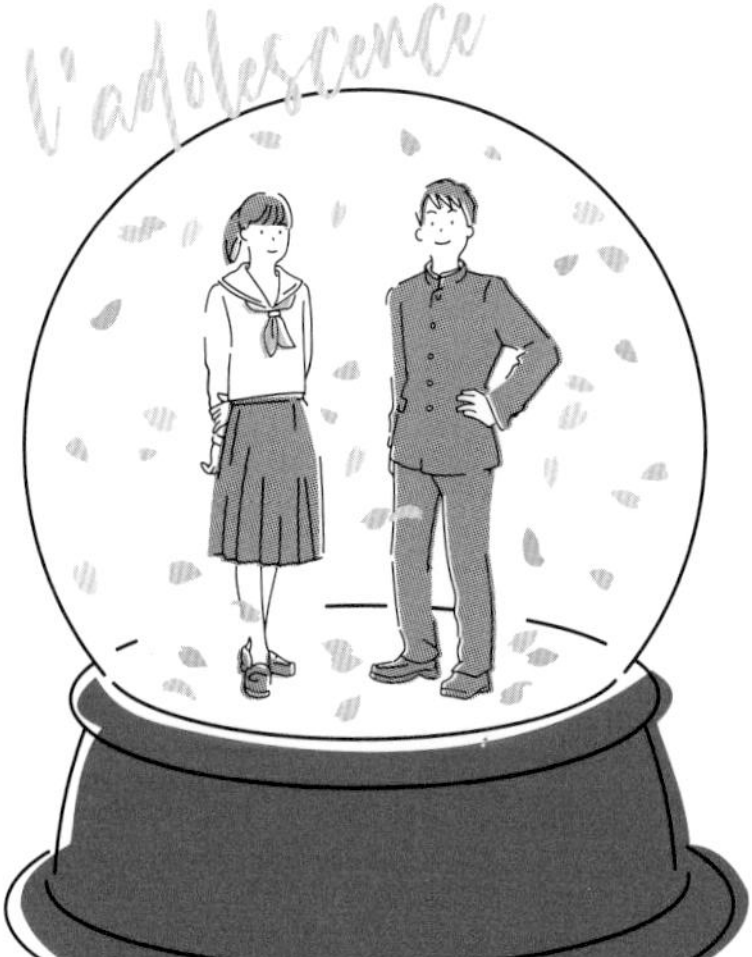

國松淳和　尾久守侑

中外医学社

この本は、「対談本」を作ろう！とかいう色気や思惑から企画がスタートしていない。これだけは初めに言っておこうと思った。

本をパラパラとめくる。対談本ではないか。そう言うかもしれない。それでもまずは聞いてほしい。

この本のインスピレーション源は『村上春樹、河合隼雄に会いにいく（新潮文庫、1998年）という本にある。「ああ、先生は村上春樹かぶれなのね」と思われただろうか。安心してほしい。私は村上春樹さんの作品を実は読んだことがない。

この本は尾久先生から紹介されたのだが、そのときの尾久先生の説明はこうだった。

「このふたりが一応対談という体《てい》で話してるんですけど、それぞれが意味不明なことを言っていて面白いなと。（対談本というのは）どっちかが聞き手／質問者だと、そっちを読んでる時間が退屈なんですよね。（この本は）シンクロしつつ、違う意味不明のことを言っているのがすごいと思います」

Bienvenue en
la médecine interne
ambulatoire

確認したところこのやりとりは２０２０年の8月のことだったが、当時この尾久先生のコメントを聞いて激しく膝を打ったのを覚えている。対談なのに通わせない感じ。クロスしないトーク。このとき打った膝の痛みが、この本の起点となった。

尾久先生が私に本を紹介してくれる直前、「コロナ禍に影響を受けた、思春期の子たちの体調不良」ということを彼としばらく話していた。思春期診療は、私たちにとってそもそも一大テーマだった。勤務ごと毎回、一例一例を外来終了後に振り返る私たちにとって、思春期の子たちが内科外来に何らかの不調を抱えてやってくることが少なくないことは、集計などしなくても明らかだった。あの子たちは、まずは普通の外来にやってくる。

この本は、この程度のことを初期衝動に立案された。思春期を扱うこと、クロスしないトークをする。このことだけふたりの間で決まり、まだその時点では中外医学社に持ち込むとは決めていなかった。ただ、「お互いが意味不明のことを言い合う」などというコンセプトを受け入れてくれる医学出版社などあるだろうか……と思って項垂れた。そこで頭に浮かんだのが、中外医学社だった。

今回の企画は、単に國松・尾久のトークを収録して文字化しただけ、ではないこと強調しておきたい。いつも強烈な示唆と刺激をくれるばかりか、昭和を彷彿とさせる「脚を使った」フットワークの軽さとあらゆる労を厭わない中外医学社企画部の桂さん、質・量ともに莫大な謎の教養を備え、テープ文字起こしが文字起こし業者よりも早いという謎の特技を持った同じく中外医学社企画部の上岡さん。この2人との共同作業によってこの本は作られた。また、妙な執筆・作業工程を踏む企画であり、編集もやりにくかったことだろうと思われる。同社編集部のおかげでとても読みやすく仕上がった。

最後に、言わなくていいことを述べて終わりにする。この本は、ふたりのトークが良好にクロスしてないということを売りにしている。もし読まれた方の中から、「何が言いたいかわからない」「噛み合っていない」という消極的な書評をいただいた場合、それはむしろこちらの意図通りということになるので、私たちは好意的に受け取ってしまう可能性があるため、その書評は意味がないかもしれない。レビュワー諸氏が、ネット等でレビューをする際にその点は事前にご留意いただきたい。

ただ、この本のふたりのトークは、本当に錯乱した事柄を言い合っているわけではなく、思春期診療や内科外来のことについて述べてはおり、読んでいるうちに最終的には脳の上のほうでフワッとシンクロしてくるはずである。そういう仕掛けにしてある。戸惑っている読者には、それがまさに「抽象理解」ってことだよ、と教えてあげたい。

医療法人社団永生会南多摩病院　國松　淳和

目次

プロローグ

思春期診療の場は〝不思議の国〟ではないよ、という話

國松　思春期の問題と聞くと、児童精神科での発達障害とか、「障害」という正常から外れた事象を想像するかもしれません。でも思春期の問題の初めのとっかかりは非常にシンプルです。多くは身体症状から始まるので実に内科的です。なので「初診外来」という入り口を意識したときに、その入り口に来た子がみんな〝児童精神界隈〟のようなゾーンにいきなり入っているわけではないんですよね。別に、闇に落ちた子みたいに色眼鏡的にみるものでもない。だから、思春期の診療はアリスが落ちた先の〝不思議の国〟のように不思議なことが起きるとか、不思議な体験をした子がいるとかそういう世界ではなく、他の患者と同様、ごく普通の内科外来に初め

JCOPY 498-02098

は来ますし、思春期の患者の病態を、特に歪んでいるものとして取り掛からなくていい。普通に、何とはなしにスルリとやってきます。それでいて、すごく特殊です（1）。

尾久　明らかな身体疾患でもそうですし、いわゆる精神科／心療内科的な領域とされる不調もそうですが、思春期の患者ってむしろ本人はあまり不調を問題に感じてない風に見えることも多いように感じます。親など周りの人が心配して連れてきたけれど、というパターンです。

國松　ただ親との関係は多彩ですよね。また、大人より賢い子も多いです。

尾久　そうですね。だから診療に難航する。扱う変数が多いんですね。家族の問題に帰結することもままあります。

國松　それでいて、家族や家庭の問題だけでもなく、単純ではないです。家族精神力動／精神力動的家族療法などとするだけで満足して終わるようでは甘いです。

尾久　家族の病理が子どもというフィルターを通して出現するようなイメージを精神科医としてすぐに抱きがちですが、それだけではないですよね。

1 國 ここをわかりやすく言うと、つまり「“児童精神科かかりつけ”とかになる前に、ほぼ必ず内科や一般小児科など普通の外来にかかっているはずだ」ということです。将来児童精神科にかかるようになるかもしれない子＝普通の医者では太刀打ちできないようなまったくの異世界にいる子、というわけではないと思うのです。

國松　はい。必ず器質はあります。また、心因は器質の対義語ではありません(2)。

尾久　そうですね、ある症状の中に身体から来る側面は必ずある。とはいえ、本人が自分は身体の病気なんじゃないかと心配しているパターンもあるなと思います(3)。

國松　今の子どもは器質を自身で心配する子もいるんですね。これはいろいろな意味ですごいことです。

尾久　これは大人でも同様ですが、身体の病気がないのに、自分は何かの病気なのではないかと思うことでうまく成り立つ生活もあるわけです。その症状が支えになることもあります。もちろん嘘をついているわけではなく、無意識の話なのですが。

國松　代償というわけではないのですが、(自分が器質的疾患だと)思い込んでいるほうが安定しているんですよね(4)。

尾久　症状が、少なくともその瞬間はジェンガの絶対抜いてはいけないピースになっていることはありますよね。

2 國 最近はもう、だんだん「心因という器質があるではないか」とまで思うようになってきました。「心因とは何か」ではなく、むしろ「器質とは何か」という問いに個人的には変わってきています。

3 尾 病悩をクリアに語れない子が多い中で、「どこが苦しい」「これが原因だと思う」「〇〇病かなと思ったんですけど」などと「大人のように」スラスラ言えるというのは、そのスラスラ言えること自体がひとつの考えるべきプロブレムなのかなと思っています。

4 國 このあたりのやり取りは、治療者には納得、患者からすれば面白くない話かもしれません。いや、むしろ医師に対して敵意が向かうと言ってもいいかもしれません。尾久先生が言ったように、「無意識の話」という前提であることを改めて強調したいと思います。

また来てもらう

國松　この分野は非常に論理的だと思っています。いや、そうでなくてはならない。診断が逆に個人を見失うことにつながることもある。でも患者という個人の中でどんな仕組みで症状が起こっているのかについて患者自身ができるだけ知ったほうがよくて、なぜなら必ずしもそのときすぐにではなくても、それを患者に説明したほうがいい場面が来るからです(5)。思春期の子は、野菜や果物みたいに当初は未熟であってもあるとき急に熟していくことがあるというか、これが思春期特有と言えるかもしれない部分です。その絶妙なタイミングで滑らかに彼ら・彼女らに即答できるように説明できることが臨床医に必要になると思っています。ただ、そのタイミングの見極めは難しいです。だから、また来てもらう必要があるんですよね。特に思春期では、時に再診予約に来てもらうことのみを目標にすることがあります。

尾久　内科で「身体の病気はありません、有事再診」で終わらせてしまわ

5 國 このあたり、情緒的な側面もあります。「よくわかんないけどこの先生、けっこう熱心だったな」っていう記憶が残ればいいのです。

ないほうがいい子というのは必ずいて、数回フォローすればいいだけというこどもある。一方で、また来られない子もどうしてもいるかなと思います。

國松　はい、謎です。こちらも理解が進むからだとは思います。ただ、また来てもらえるようにするのはスキルですよ。

尾久　初回で手が組めないと(6)来なくなる子はいますね。

國松　本人が言ってほしいことを言わないといけないのだけれど、それだけだと今度は治療になりません。それなりの修正や変容が必要なのですから。

尾久　「受診」という形式がちょっと違うなというタイプの子もいるのではないかと思います(7)。

國松　治療者が自分に酔ってもいけないし、難しい。とにかく理論は大事です。理由を知ろうとしないと、心因がわかりません。どんな若い子であっても、理由や理屈を説明することが重要だと考えています。

尾久　家庭とか学校とか、それだけを理由にしたくない、されたくないということもありますね。

6 國 尾久先生の「手を組む」って表現、好きです。

7 尾 腹痛やら頭痛やらの身体症状が出現して、「何回か学校に行けなかった」みたいなことはあっても、「決定的な一線」はまだ越えていない一群が内科にはたくさんやってきますが、受診してみて、「ああ、ここはちょっと違うな」「自分で何とかできるかな」みたいに自己修正できる子もいて、そういう子が来なくなるのはむしろ好ましいことなのかなと思います。本当はフォローが必要なのに来られなかったのか、来てないけどたぶん元気にやっているのかはだいたい想像がつきますが、前者をきちんと内科で「フォロー」できるといいなと思います。これは精神療法とか内科医が診ちゃいけないとか、そういう話とはまったく違うと思うのです。

國松　そうです、なぜならそれが思春期だから。そういう意味で、家や学校の人ではない第三者というかまったく異なる切り口でものを言う医師からの説明は力強いわけです。自分の未熟な論理の手助けになるから。ただし初回で正解を言ってはダメです。医者は正答を得るのが得意だから、それでクラッシュしがちなのです。一緒に理由を模索する感じで手引きする。

尾久　はい、本人と手を組めないとうまくいかないですね。特殊な事情(8)がある場合は別ですが、本人を外で待たせて、まず親だけ話を聞くなどしてしまうと、たいがいうまくいかないです。だから診察室でも状況にもよりますが、親だけというのを僕はあんまりしません。

國松　人によってさまざまだけど、親だけというのはないですよね(9)。

尾久　本人のみか、本人＋親ですね。本人のみじゃないと言わない話もありますし、とにかくどうやって手を組むかということを念頭に始めるので、本人のみのときと、親といるときの差は注目します。

國松　その差は、たしかにどんな性格かを見るうえでヒントになりますね。私は3歳くらいから、基本的に大人扱いするようにします(10)。3歳のころにはすでにそれぞれの中に何かが芽生えているはずです。自我とか言

8 **尾** このときは「本人なしで話すなんて」という意識でしたが、最近は、最初に「どうやって話そうか」と尋ねるようにしていて、それで本人がバラバラに話したい、ということがしばしばあるなと感じています。本人だけだろうが、本人＋親だろうが、本人と親とバラバラだろうが、どうしてそういう様式を選ぶのか、ということについて思いを巡らせることが大切だと思っています。

9 **國** 親が子に支配的だと、つまり親のほうが具合が悪いということで、親（自分）がないがしろにされたところこちらのやり方の価値下げをしてくる可能性もあり、ここは当然まちまちです。

10 **國** 結果的にふんわりといわゆる「子ども扱い」することもありますが、順番が大事で、先にまず大人扱いすることでリスペクトを示すということです。

うと陳腐ですけど。

尾久　あとは、「どのように呼ぶか」ですよね。これも本人に聞くべきだと思うんですよ。本人の答え方がヒントになります。「○○ちゃん」と呼んでほしいとなったら、やっぱりそこには何かあるわけです。ただ、子どもとして扱う(11)というのは、意味をよく考えてから判断すべきかなと思います。

11 **尾** 17歳とかであればほとんど大人に近いような考えや物言いをする人も少なくないわけで（多くはないかもしれないけど）、ただどう考えても「○○ちゃん」と言うほうがしっくりくるというか、その人がそう呼ぶことを意識せず要請していることもあるわけです。固着点だとかそういう小難しいことを言わないとするのであれば、精神年齢が止まっている、もしくはある負荷がかかると精神年齢が下がる人というのがいて、いま話しかけているのは、現実の17歳の彼女なのか、5歳の彼女なのかみたいなのをこちらが意識しておくことは重要だと思います。

第1章

ケアを（必要とする、ひらかれるということが強調されるあまり、耳触りのいいふんわりした対処ばかりとなって実効的な何かが回避されるあまり実臨床との距離が）ひらく

國松　この章は、臨床ということを意識してケアを閉じようという話です。重要なのは人を見る目だと思います。みんな、騙されすぎている。

尾久　頭の中で考えた話では、空疎なんですよね。現実の切迫感が皆無というか。

國松　そのとおりです。実存が虚無で、まさに「それらしい」っていうだけですよね（1）。

尾久　本当に困って、「それでどうするか」という思考に至るのが我々臨床医の姿勢ですが、机上の空論で議論してしまうと厳しいと思います。

國松　とにかく臨床医は地に足をつけることが重要です（2）。

1 國 知人ソーシャルワーカーが言っていました。総裁選とか議員選挙のときには与野党関係なく、「皆が安心して暮らしやすい世の中」などと子どもや福祉政策を掲げるが、（やはり与野党関係なく）いつまでたっても全然良くなった感じがないと。ケアが実効的なところへ収束せずに、ふんわり外へ散逸して飛沫になって消えてるんだなと思った。ここで知人が言いたいのは、同業者が激務で疲弊し、また支援者の疲労と経済困窮もひどいということ。子どもを「ケア」したかったらすぐやるべき

尾久　本物の市井の臨床医には見抜かれますよね。

國松　そのとおり。困ったときにどうするかで本質がわかります。「曖昧なことは曖昧にしておこう」もダメです。これは最近一番嫌いです。行き着いた末のことでなら良いのですが、初めからそう教えたり呼びかけたりしてはダメだと思う。まさしく臨床家で私の恩師である三森明夫先生は常に、「理路を言葉にして人に説明できないと間違える」と言っていました(3)。

尾久　難しい問題に対して、その複雑な問題に入って(4)考えていくのではなく、見えているところだけをつなげて「AがBなら」みたいな空想を広げる人もそうですし、モデルや理論を振りかざしてわかったように言う人も、結局、一番複雑で嫌な部分に向き合うことを避けているわけです。

國松　我々は「回避してなるものか」ですよ。幼い子たちにもきちんと説明できないといけません。

尾久　患者目線的な雰囲気だけ醸しだすような医師になりたくないなと思うんです。誰か特定の人に向けて言うわけではないんですが、Twitter で「まともな医師です」「患者みてます」みたいなポジションをとって、耳障りのいい言葉や机上の空論のようなものを次々と披露している人を見ると

ことはわかるはずなのに。

2 國 私も「本ばかり書いて」と言われるかと思いきや、今のところ言われていないです。

3 國 と言いつつ、実際には三森先生って、「まあ普通そうでしょ」とか、「それは非常識ですね」と言いながら先生自身が突飛なことを言ったりなどしていたことを思い出しました。

4 國 「俯瞰」が流行っているように感じることがありますが、複雑な問題の中に入る前に俯瞰してしまうと、結局その問題の中に入っていかない人もいる。なので、俯瞰が一種のスキルならば、それを最初から振りかざさないほうがいいかもしれない。問題の中に入り、ああこれは大変な問題だわ、と項垂れてから俯瞰するほうが効果的なのだと思う。

苦しくなってきます。

國松 それだ。理念系ですね。

尾久 こんなこと言うのは失礼かもしれませんが、結局は複雑な現実を回避してウケや耳障りがいいほうに行くんだと思うんですよね。

國松 はい。実行可能なプランを見出して実行しないと、プランを立てる能力はいつまでも身につきません。「こんなのいいね！」と理想や空想だけ語っていては意味がない(5)。

尾久 やっぱり自分の診療や思考を開示する(6)のって勇気がいるじゃないですか。自分よりも優れた「本物の」臨床医に己の浅さを見抜かれるのではないかという恐怖があります。だから一生懸命勉強して、例えば論文でも書籍でも執筆しつつ臨床でフィードバックして再確認して、また書いて、という姿勢になりますよね。

國松 そうですね。自分に関して言えば、執筆した書籍が世に出るころにはその本の内容よりも実際の自分は進化している感覚です。

尾久 それだけで12万倍くらい差がついちゃうんですよね。特に書籍については文献を引用して「〜〜である（○○ et al.）」だけで文章を組み立

5 國 これ自体を言及する意味もないかもしれない。理想ばかり言う人は、自分が理想ばかり言っていることに気づいていない人が多いから。

6 尾 例えばこれが院内発表の症例報告のスライドであれば、見る人が少ないので、この圧は相対的に小さくなります。さらにスライドは1日以内でできるし、発表もそんな先ではないのが普通なので、比較的その瞬間の自分の考えをタイムラグなく問う感じになります。これが論文や書籍となると、まず書くのに数ヶ月かかるので、最初と最後で考えがアップデートされるということと、身内以外に見せるという点で圧も尋常じゃない。特に書籍はエビデンスの存在しない部分を書くことが多く、医学書というのはこのへんの動的な重ね塗りの痕を見ているんだと思います。

てていってもダメで、大事なのは患者の診療を通して個人的に確信している事柄を開示していく作業なんだと思います。根底にあるのは医師としての常識や良識でそこがカルトとは違うわけですが、この差をわからない人が多い。「エビデンスがない＝カルト」だと思っている人は少なくないんじゃないかと思います。

國松　そうですね。まさに大事なのは知るということで、エビデンスがない部分にも論理はあります。そこを除外してから考えている人は多いです。それって本当の意味で考えているのか？と思います。

尾久　そこが大事な点なんですよね。そしてその差を理解しているかどうかは、わかる人にはすぐわかってしまう。いいなと思う臨床医は、たいていそういう臨床医としての個人のロジックがしっかりしている人です(7)。

國松　このエビデンスのない部分の論理を考えることこそ面白いのになと思います。この部分を日ごろから考えている臨床医かどうかは、臨床家なら秒単位ですぐわかります。例えば学会とか研究会での発表の場面なんか、ちょっとしゃべりだしただけですぐわかります。

尾久　症例報告とかでもそうですね。

7 國 もちろん確立されたエビデンスを利用して。

國松　場合によっては剣道の達人のように、登壇しただけで雰囲気というか空気に変化が起こって「明らかに違うな」ってわかりますし、一番顕著なのは質疑応答の様子ですね。あれは準備ができないものだし。

尾久　たしかに質疑応答はかなり差が出ますね。

國松　質問をしている「自分」を意識しているかでまずわかる。

尾久　普通は質問って、知っていることの1／550くらいでするじゃないですか。なのにすごい人の場合、それがもはや意味不明なレベルになっています。最小単位のすごさというのはありますね。「え、それが最小単位ですか？」みたいな。普通の人の7億倍くらいの知識と経験が濃縮されているんじゃないかと驚きます。

國松　究極はすごい臨床医同士の質疑応答です。

尾久　天空の戦いですね。会場に100人いても3人しかしゃべっていない、ついていっていないという感じになります。他の人が入っていけなくなる。

國松　普段、患者という問題に対して地に足をつけて取り組んできている稽古数、総量が桁違いです。

尾久　プロとして稽古を積んできた数の差なんでしょうね。

國松　置き去りの精神です。ああいった真の質疑応答の前では、「確かめる系」の質疑の意味のなさがはっきりしますね。

尾久　正しい理解にしか良い問いは基づかないですし、少ない知識をひけらかそうとする質問も無意味です。

國松　それはただの「自分好き」です。これがさっき言った、質問している「自分」を意識しているかってやつです。やはりどんな場面でも、自己愛というのはとにかく臨床医が最も排除すべき属性です。

尾久　そうですね。結局自分が見えなくなってしまうと、「夜郎自大(8)」という漢語にもあるように寒い感じになってしまうんですよね(9)。

國松　寒いかどうかは重要ですね。自己愛なんかより、極論を言ってしまえばサイコパス性のほうがよっぽど臨床に役立ちます(10)。もちろん「臨床的サイコパス」という意味合いでですけど、自分の科学者としてのプランを患者に試すという行動力につながる。あとは、良い臨床医の中には、天性で人間性が優れている人もいますが、複数の人間性を機能的に使い分けられることが上手なタイプもいます。それと、やっぱり本を読んでいる人

8 國 適切な四字熟語を選ばれたと思います。

9 尾 医師本人の自己愛をどう扱うかというのは精神科に限らずひとつの臨床的なテーマだと思います。このバカみたいに高い自己評価をどう扱えばいいのか、僕もかなり持て余していましたが、「自己評価」というのは意識しただけで高くしたり低くしたりできるものではないので、やっぱり現実とのギャップをきちんと認識し、適宜自分の行動を見合うように補正するしかないんじゃないかなと思っています。

10 國 口述なので少し勢いがあって、少し何を言っているかわからないかもしれませんが、私的には意味が通っているのでこのまま採用しました。

が多いですね。読めばできるようになるわけではないのだけれど。

尾久　そうですね、だいたいの共通点ですね。

國松　本を読まない人で畏怖驚嘆に値する人というのは稀です。ちなみに何を読むかもけっこうポイントで、「論文読み」を自称するという属性は自分に自信がない人が多いように思います。本当にすごい人は、論文を読むのは呼吸をするように当然なので「論文読み」という自称にはならないし、むしろ全然関係ない本を読んでいますね。

尾久　ケースバイケースとは思いますが、論文だけを根拠に自分の行動を決めるタイプの人とはあまり話が合わないことが多いです。本来、自分の中に置くべき意思決定の論拠を外在化している。

國松　はい。自分の決定力に不安があるんですよ。自分に自信がないから、根拠がいかに多いかが決定力だとしか考えられないんですよね。患者からすれば頼りないと思います。「決定する力＝エビデンス量」ではないのになと思います。

尾久　一方で、関係ない本からも得るべきものはたくさんありますよね。基礎に別軸がないとただの足し算になってしまう、もしくは1次関数的にしか成長できないように思います。別軸から考えるメリットは、普通にやっていたら到達しえない考えにポンと辿り着けることかなと思います。

國松 そうです。多軸で行かないと、患者に太刀打ちできません。あんまり患者をなめないほうがいい。論文の足し算では臨床はできません。ただ、趣味として論文を読んでいる人は自分の専門外の論文も読んでいたりするので、多軸になっていて強いです[11]。

尾久 別軸という話だと、武道家の人が似たようなことを言っていた気がします。普通の人間にはできない動きをたくさんするらしいのですが、こっちのベクトルにこう力を入れたらこう動けるみたいな理論でやっている人には永遠に到達できないという話でした。化け物的な臨床医と通じるところがあるなと思います。

國松 なるほど。武道家とか合気道の人とかすごいですよね。たしかに化け物臨床医にもそういうところはありますね。

尾久 種目関係なく、人間が人間を相手にするときの共通項だと思います。化け物臨床医も、「ただわかるんです」とかいうときがあるじゃないですか。

11 國 あと、いろいろな医師や医療者や、いろいろな分野の人と知り合っておくのもいいと思います。

JCOPY 498-02098

國松　そういうとき、なんか少し様子がおかしいんですよね。

尾久　河合隼雄先生も、そういう能力を伸ばそうと思っていると言っているのをいつか読んだことがあります(12)。ただ「○○さん、明日は汽車に乗らないほうがいい」とか言い続けているとおかしくなるから思うだけにしておくと書いてあったのが印象的でした（笑）。

國松　そのレベルに到達するには、やはり実務を数多くこなすことですよね。

尾久　「予測→実務→結果のフィードバック」の無限の繰り返しだと思います。

國松　そして、それを多くするためにはやはり一つひとつを素早くやる。

尾久　だから診断をbetする必要があるんです。朝青龍は、よく見ると技を細かく細かく異常なスピードで切り替えている。あれは臨床的だなと思います。

國松　そりゃあ他がかなわないですよ。世阿弥とかピカソもそうですね。

尾久　大切なのは細かい試行錯誤なんでしょうね。

國松　臨床もそうなんですよね。特に外来は、下手でも「それらしい」こ

12「村上春樹、河合隼雄に会いにいく」（新潮文庫、1998）

とはいくらでもやれてしまうから。だから怖い。

尾久　外来はそうですね。「うん、うん」って言っていれば何とかなってしまいますから。

國松　一つひとつのことはシンプルだから、やれてしまう。でも最初はフィードバックを受けるなりして、かなりこだわったほうがいいと思います(13)。

自分をモニタリングしたその先に

尾久　最近は、その日の自分の調子をいかにモニターできるかが重要だと感じています。

國松　それは大事ですね。ダルビッシュ投手は、その日の自分の体調や調子で、いやその日というより登板中に、状態に応じて自在にピッチングを使い分けているそうです。これもさっき尾久先生が言った「細かい試行錯誤」ということなんだろうと思います。

外来の修練の話については、最初は外来中に自分をメタ認知するのは難

13 國 臨床の世界でも、「神は細部に宿る」(God is in the details) は当てはまるのだと思います。

しいでしょうから(14)、他の人の外来をとにかくたくさん聞くか、フィードバックを受けるのが一番です。できる人は学年が上がっても質問をしてきます。最初のころは何でも質問したほうがいいです。

尾久　そうですね。そのうち、自分が質問しているのは初歩的なことと思いきや、意外とそうでもないことにだんだん気がつき始め(15)たりしますよね。積み重ねで上達している。あとは地道にうまくいかなかった部分を詰めることも重要だと思います。南多摩病院で言えば、白（来なかった）とか緑（キャンセル）になっている患者を丁寧に振り返る。

國松　振り返りは、自慰ではなく理由を突き詰めるプロセスです。例えば、X線をオーダーした理由、分1ではなく分2にした理由というように。「何となく」を恥ずかしがらずに説明することで「何となく力《りょく》」がつく。「何となく」の判断に必然性をもたせることができるようになります。

尾久　あと、なぜそれをしたのか詰めることは自分を自分で見ることにつながるので、診療時にリアルタイムで俯瞰できるようになります。

國松　さっきの話とつながりますね。外来をやりながら鳥瞰できるので、診察後の調べ物もはかどりますし、質問力も上がる。

14 國が、最近私はこれに挑戦していて、技術化してそれを（人に伝えるために）記述したいと考えています。

15 國 この気づきというのは、実は学びの超本質的なことだと思いました。ただこれだけのために、外来振り返りカンファレンスをやる意味があるのだと思い直しました。

尾久　自分の中ではわからないことが切迫しているので自然に調べますね。

國松　結果を出して当然の世界ですから、何を調べるべきか正しく選べる。〝お勉強好き〟の調べ物とプロの調べ物は別物です。患者という相手がいるという意識があるか、調べ物をしている自分が好きという自己愛かの違いです。調べるという行為自体が誇らしいことではないです。むしろ、「そのときすぐにわからなくてごめんなさい」という贖罪に近い。

尾久　自分の問題は自分の目の前にしか広がっていないので重要なんです。逆に調べずに何となくやることもできるのですが、必ずどこかで差し迫った問題になって返ってきます。けっこう面白いのが、同じ問題点の人が短期間に何人も来たりすることがあるんですよね。

國松　だからよく調べて、事前に知っておかないと(16)対応できないんです。

尾久　予測して待っていないと、問題の存在に気づけないということなんだと思います。

國松　それですね。待つ感覚です。このあたりの感覚が、経験主義偏重だとわからないのではないでしょうか。「経験していないことはわからない」

16 國　これを読んで頭に浮かんだのですが、私は外来の予習をしません。当日その場で患者さんと診察室で話して、その場に適合したことをしないと正確なプランが出せない気がして。一般的な「外来予習」というのは、業務短縮を目的としたものですよね。

と閉じてしまっているから。

尾久 「これだと思ったけど違ったか」という「スカ(17)」が何人もあるんです。でもそのうち必ず本物がくる。そのときの理解の度合いは、調べているかどうかでまったく違うわけです。

國松 「曖昧なものは曖昧なまま」とか言っていてはいけません。

尾久 スカという話では、やっぱりスカみたいなものであれなんであれ、診るというのは大事です。スカの数が多ければ多いだけ、非スカが異常に際立って脳に残るので2人目以降の判断が爆速になる。

國松 そうです。スカを避けようとする人はダメです。まさに私が「ニッチなディジーズ(18)」を書いたときのコモン論です。無数のコモンを診るからこそ初めてニッチがわかるようになる。でもコモンというのは言いようによっては退屈ですからね。

尾久 そういった瞬時の判断は、結局自分の中に生気してくる違和感をキャッチする作業になるので、少なくとも「自分の中ではこう」というのが、「あ、あなたは明日汽車に乗らないほうがいい」とわかるのとまったく同じようにまず出てくる。この精度を高めることと、エビデンスを適切に

17 **尾** 言葉が語弊を招きそうですが、まあわかりやすい例えなのかなと思います。説明するまでもないかもしれませんが、ある稀な病気かもしれないと考えたときに「外した＝スカ」という意味です。「器質か心因か」（中外医学社、2021）にも似たようなことを書いたのですが、「稀な病気じゃなかった」「スカだった」と思って露骨に適当に扱い始める医師がいて、そういう症例検討会シマウマジャンキーみたいな人にはなりたくないものです。ある稀な病気ではないことを仮にスカと表現したとしても、今度は「そのスカが本当は何なのか」ということを考えないとならないと思います。そういう経験が増えていくと、しだいに最初の時点で、稀な病気とわかる世界線と、スカとわかる世界線の両方を同時進行で予測することができ、あるジャンクション的検査の結果が出た瞬間に次の行動がとれるようになります。

使用することとは独立した行為です。自分のキャッチした感覚がまずあり、次にエビデンスと照合するという作業が来るのが重要だと思うのです。

國松　「EBMはそうは言っていない」「EBMは個別、例外事項も認めている」と反論されることがあります。そうではなく、エビデンスを適用する前、あるいは適用外の中でどうするかを考えたり提案したりしているだけなのになと思ってしまいます。エビデンスの有無の確認は調べるだけでいいですが、それはあまり考えてはいませんよね。一方、考えるというのは数稽古が必要です。素振りと同じです。

尾久　料理人がエビデンスだけでおいしく作れるかと言ったら違いますよね。

國松　数稽古のことを言うと、「それは当然そうですよ」という人はたくさんいます。そこで、次に問題になるのが実行できるかです。

尾久　なんやかんや理由をつけて回避する人はすぐにわかりますね。たいていの病態は各科に複合的にまたがっていますが、「どちらかと言えば精神の問題のほうが大きいかもしれませんから」とか言い訳してくると、「こいつさっそく診ないつもりだな（笑）」と思います。

18 「ニッチなディジーズ」（金原出版、2017）

JCOPY 498-02098

國松　たいてい、「忙しいから」とか「時間ができたら」とか言いますね。時間圧は重要です[19]。

尾久　依頼のために何か話され始めた時点で、「じゃあ診ます」と判断の余地はないです。時間がもったいない。この集積で何人も診ることができます。診ないように回避することに労力を注ぐ医者にならなくてよかったなと思います。

國松　あらゆることを最短でやらないといけません。無駄を省いて次の稽古に行く。そのために効率化を図っているんです。楽するためではない。数稽古というと、単純で退屈なイメージがありますが、そうではなく、結局、数をこなすという回り道にみえる準備プロセスこそが最短ルートなんです。例えば本を選ぶにしても、「この先生のお勧め」とか、理由と基準を明確にしたうえで選べば効率がいいです。もう説明が面倒くさいので簡単に言うと、一人でも多くの患者を診ることが大事です[20]。

尾久　はい。それだけで2兆倍くらい差がついてしまう。15倍とかではないと思います。本当に2兆倍くらい違います。

國松　ちょっとの差だからこそです。日常生活で1ミリはわずかでも、ミ

19 國 時間圧に関しては、拙著「また来たくなる外来」(金原出版、2020)に詳しいですのでぜひ。

20 國 そして「細かい試行錯誤」です。

JCOPY 498-02098

クロの世界では１ミリの差は巨大になるということです。

第2章 「何となく」をつかむには個人の感覚という実像が大事だ

尾久　時代に逆行するような話かもしれませんが、システム的なものではなく、個人の感覚を大事にしていきたいです。

國松　はい。医学書の使命として、やはり堅実な臨床の実践を示したいわけですから、ダメなシステムはきちんと批判しないといけません。「個人の感覚」というのは大事なキーワードになります。

尾久　我々は臨床職人なので、個人の感覚は重要です。刀鍛冶と一緒で、「この音はもう少し火を入れたほうがいい」とか、そういう微妙な違いを嗅ぎ分けて次の行動を変えるというのは職人と同じですよね。それが必然性をもった「何となく」につながるわけで。彼らは彼らなりのロジックがあるという点も、職人と同じです。決して「鉄の含有量が何％で」とか、そういうところでやっていない。

國松　何となくを何となくで終わらすなんてとんでもないことです。それは真の達人にしかできないことで、ましてやそんな考えを啓発して広めるなんて言語道断です。何となくの世界にもおそらくロジックはあって、それを人に教えることができれば良いなと思います。曖昧を曖昧のまま放置せず、再現性を大切にする(1)。職人は「見て学ぶ」というけれど、そこで何かロジックを見出しているはずで、見出すためには対話が必要です。

尾久　その日の気温や材料の味など条件が違っても、個人の感覚で毎日同じ味を作れる料理人とも似たところがありますかね。

國松　医師だけでなく、あらゆる他の業界業種の人にもこれは当てはまります。

尾久　実践の中で見出したものに輪郭を与えるということが大事なのかなと思います。その輪郭を与えるもののひとつが言葉だったりするわけですが、完全に表現しきるのは難しい、というか無理です。でもそこで何を言葉にするのかという選択は個人個人異なるわけで、その選択には責任を負

1 國 何となくできたが何回も繰り返されたら、きっとそれは「一見〝何となく〟に見える」だけであっておそらくそこにロジックがあるだろうから、人のしていることが「何となくできたんだね」と思ったとしても油断できない。

JCOPY 498-02098

わないといけないと思います。これは國松先生の「仮病の見抜きかた(2)」のエピソードのタイトルとしてつけた気がしますが、輪郭をつけるとこぼれ落ちるものもあって、そのネガとポジの両方に意識的であることが大事だと思っています。

國松　「感覚の世界」と医者が言うと、感覚というのを実務レベルで普段取り扱っていない人にとっては、それは虚像にしか感じられないかもしれませんが、感覚は実像なんですよね。

尾久　そうですね、自分にははっきり見えている。

國松　達人たちは特に、感覚をはっきりと認識している。何となくではなく。決して「曖昧なものは曖昧なままで」とか言いません。その感覚を共有している人には、感覚の世界の多くが実像だとわかります。感覚を日ごろ取り扱わない人に感覚のことを伝えようと言語化すると虚像だと思われてしまいますが、あきらめたくないですね。相手の不足を言う前に。そのギャップを埋めるのが数稽古なんだと思います。

尾久　患者の状況を把握するときに時間感覚がなくなる感じ、つまり、時系列に沿って理解していくというのではなく、ただ情報がぐちゃっと入っ

2「仮病の見抜きかた」(金原出版、2019)

てきて、「そのまま理解できる」という感覚が時にあるのですが、あれは数稽古の結果なんだと思います。こういう感覚というのは、共有はされてもなかなか言語化しづらいんじゃないかなと思います。

國松　「感覚の世界にあるロジックや必然」っていうのを信じられない人たちはいて、そういう人たちとは行き着くところはわかり合えないと思います。でも、医師の中にも自分の感覚を実像としてまだ捉えたことがないだけの人はきっとごまんといて、そういう人には「自由に自分の感覚を信じろ」と言ってあげたいですね。

尾久　なるほど。正義感(3)から横槍を入れてくる人が多いんですよね。暴論に聞こえるのだと思います。

國松　「感覚でやる」というのを「好き放題やる」みたいに思っている人がいます。心の中でそう思っているだけなら仕方ないけど、感覚に必然を見出そうとしている人の邪魔をしないでほしいです。そんなに迷惑かけてないのに、押しつけてくる。

尾久　自由な感覚をどんどん画一化させてしまうというか、同調圧力みたいなもんなんですかね。Feel と Think は対義語ではない。

3 國 今さら気づいたんですが、あれ、正義感なんですね。

國松　「根拠マン」みたいな人は、言いようによっては根拠という虚像を追いかけてますよ。当然根拠が虚像だなんてつゆにも思ってないから、だから実像を追う我々とかみ合わない。

尾久　無意識でやってしまっているんだと思います。理解がもしできたら、歩み寄れる余地があるのかなとか、研修医の教育も変わるんじゃないかなと思います。

國松　感覚を信じるっていうのは、空想を感じているんじゃなくて、事実を信じているんですよ(4)。我々の追うものは「ありのままの事実」だと思うのですが。

尾久　我々の見ている実像というのもその瞬間の真実だとは思うのですが、その一瞬後の真実かどうかはわからないじゃないですか。「さっき言ったことと違うじゃないか」みたいな。だから不誠実にみえてしまうのかもしれません。

國松　なるほど、静止画と動画の違いかな。積分してないのだろうね。

尾久　状況に応じて変化していくという前提が共有できていない。

國松　時間軸を恣意的に動かさないとね。「静止画に何ができる?」と思っ

4 **國**　検査で異常がない患者さんの症状を「気のせい」「気のもちよう」とする医者がいるでしょう。ただ、患者さんの感じた症状は何となくではなく、間違いなく感じたものです。その感じた事柄について、それがあるのか・ないのかを扱うのではなく、そう感じた患者そのものを扱って解決策を探すということなのですが、このあたりの噛み合わなさを思い出しました。

てしまいます。

尾久　なにせ生体なので。そこを追っかけ再生するのも違うなと思っていて、やっぱりある点で見たその一瞬で全体像が入ってくる感覚が必要なんだと思います。一を聞いて十を知るという普通の言葉がありますが、それがさまざまな軸をもって行われると時間も圧縮されるんだと思います。

國松　なるほど、ワープする感覚ですね。関数さえつかめたら早いので、関数自体の把握は急ぎたい。あとはそこに任意に数を入れたり、グラフを描いたり、面積を求めたり、どこが変曲点か、とかがわかる。ただ実臨床では、その関数をダイレクトには求められない。別の関数との差異だったり、わかっている情報から求めたり、直接は捉えられないというだけでヒントはきっとたくさんある。

尾久　そうですね。

國松　話は変わりますが、今日は外来で尾久先生とケースについていろいろ話しました。「未熟な人の成熟障害について」とか話していました。

尾久　はい、〝偽思春期〟ですね。思春期なのに大人の神経衰弱、大人なのに思春期。今日初めて認識しましたが、やっぱりこの一般内科外来で思春

JCOPY 498-02098

期の初診は相当数を診てますよね。

國松　かなり診てますね。というか、成熟度でみれば、思春期というのはやっぱり年齢で規定できない。正直39歳でも思春期みたいな人はいるのです。

今日の振り返りでは、あとは「瞬間瞬間不適応[5]」とか、友達と話せて回復した典型シャムズ[6]とかでしたね。今日も面白かったです。

尾久　あれは本当にまさしくシャムズでしたね。それぞれのケースで特徴がいろいろあります。

國松　そういえば年齢的な意味の子どもって、執拗には自分の症状や器質因の存在を訴えないですよね。これってそもそも心気的にならないというか、身体表現の乏しさってこともあるのかしら。

尾久　そうですね、まあ問題がそこにないということをうっすらわかっているからなんだと思います。「そういえばこの子の身体症状って何だっけ？」となりがちじゃないですか。

國松　診てるうちにね。今日の振り返りでもたしかに「身体症状って何だっけ？」となりましたね。

5 國 これ普通にもう忘れたんですが、そのときこう言ったようなので残しておきます。

6 「コロナのせいにしてみよう。シャムズの話」（金原出版、2020）参照

尾久　問題がそこにないとわかっている、これですね。

國松　やっぱり賢いですね、子どもは。というか、病院に来るような子どもは賢い。

尾久　ひとつの表現なんだと思います。心身が分離してないんだと思いますよ(7)。

國松　それですね。やっぱり大人のほうが、執拗に自分の症状や器質因の存在を訴える。感覚ではなく頭で考えてしまっているんでしょうね。これは心身が分離したせいかもしれない。

尾久　デカルトの二元論というのは明治以降に入ってきた考えです。そこが現代の医学の基本でもある。「精神科」とか言ってるくらいですからね。しかしそもそもそんなものはないんです。思春期を捉えるときに「精神科か内科か」というのは、やっぱりけっこうな障壁ですよね。

國松　ただ南多摩病院の外来を見ていると異なりますね。「うちの内科外来は本当の意味で精神が診れてると思います」と看護師たちが言っていてよく感動してます。

尾久　そうですね、南多摩病院は心身二元論を克服していると思います

7 國 それなのに、「起立性調節障害」界隈では血圧にばかり注目が集まっていませんか? 朝起きられない子どもは、血圧を直してほしいと思っているのでしょうかね。

JCOPY 498-02098

（笑）。やっぱり大人には「こっちが器質性で、こっちが機能性で」って図を描いたりするじゃないですか。でも子どもにはそれをする気がまったく起こらない。分離していないことをこちらも無意識に悟っている。

國松　いま我々はひとつ見出しましたね。

尾久　だから、詳しい人からすれば寒い話なのかもしれないけれど、近代以前の医学はどうだったのかとか気になります。漢方って心身が分離していないという考え方ですよね。「この受容体に効く」とか、そういう考え方ではない時代の医学を知りたいです。

第3章 分裂、二元論、分ける分けない

尾久　今も思春期を診ていました。脚色してわからないように話しますが、高校2年生、漠然とした恐怖、声がこもる、自分でない感じがする、勉強に集中できない。周りにはまったく普通だと言われる。終診にしてしまいそうですが、おそらく前駆期の統合失調症なのだと思います。いろいろな意見が飛び交うような症例でしょうが、そもそも内科にやって来る高校2年生でこの主訴はかなり違和感があります。よくよく話を聞いていくとやっぱり高校1年生くらいで成績が落ちている。はっきりと発病してしまった場合は別ですが、これくらいだと苦しみながら学校に行く感じになる子も少なくないという印象をもっています。

ここで迷うのは投薬するかどうかということです。いわゆるAt-Risk Mental State（ARMS）と呼ばれる前駆期の、さらに前駆期くらいをみているのだと思いますが、科学的にはARMSに対する治療介入にまだはっきりとしたエビデンスがなかったと思います。しかし、実際に使ってみると著効する人も現実にはいて、僕はそのへんの話を本人にもすべて素直に伝えます。結局、発病する人とそうでない人がいるので、やめどきがわからなくなるわけですね。

國松　治療開始のタイミングのウィンドウの問題ですね。臨床医の悩みあるあるです。この場合は抗精神病薬の難しさですね。効く人、必要な人もいる一方で、気軽に始めるとやめられないから始めにくい。

尾久　そうなんですよね。統合失調症でも投薬をやめると多くは再発しますから、そのリスクはよく話すんですが、それでもどうしてもやめたいということをおっしゃる人もいて、家族もやめさせたいと言うことがごく稀にですがあります。そういうときは、もちろん粘りはするのですが、「じゃあ1回やめてみましょう」となることも時にあります。このへんは難しく、病識がないこと自体が症状だったりするので、判断能力がないと考えることもできるわけです。ただ家族もやめたいと言っている場合は難しくなってくる。もちろん、病状が悪いと他害行為を中心とした陽性症状が出やすい人だったりする際は、投薬継続は絶対に譲らないです。でもそうすると結局受診自体が途絶えてしまって、結果的によくないことになるケースもあります。どっちにしたってこの人は飲まなくなるんだから、だったら受診だけでも続けてもらおうと総合的に判断したうえで戦略を変えることもあります。

國松　難しいね。また来てもらわないとね。

尾久　難しいですね。効かないこともありますし、やっぱり発病しないかもしれないし、たられればを考えたくなるのがこういう子に対する統合失調症の治療です。診断が必ずしもはっきりしないのも難しさのひとつです。前駆期ほどわかりにくいものはないんですが、それこそわかるとしか言いようがないです。プレコックスゲフュール(1)とはまた別の感覚だと思うんですが、これも「何となく」の領域かもしれません。

國松　この症例の一番のポイントは主訴のうち、「声がこもる」というところです。普通、声はこもらないよね。それを大真面目に医者に語る時点で

1 國 私ごときがプレコックス感を語ってはいけないと思うが、精神科医の臨床感覚についての話が後世にまで残るということが、貴重というかむしろ巡り巡ってこういうことが実は必要なのであり、再評価すべきことだと思う。

異常です。

尾久　変ですよね、機械を通さない限りこもらないですからね。

國松　医者の前で通常それは言わないでしょうから、それを言うほどに苦悩していると捉えるべきだとまずは考えたいよね。

尾久　何か別の異物がある感覚をもっているのだなと考えました。自分の声なのに声がこもるというのは、自分の中に他者的なものがある感覚で、これは自我の障害なのだろうと。そして自我が障害される病気はやっぱり統合失調症かなと。

國松　なるほど。ありがとう、それはすっきりする。治療介入の難しさは、少しだけリウマチと近いのかなと思いました。でも、精神病はリウマチとは比にならない世間体の問題がありますね。

「早期の自我障害」の主訴は集めてまとめたいですね。バリエーション豊富だろうな。

尾久　はい。南多摩病院にもたまに来ますね。「身体症状なのにどれとも言えない、あ、シゾか」みたいなケースです。

國松　心筋梗塞の症状でも、「胸痛」以外の主訴を集めると面白くて、一部は「Kunimatsu's Lists[2]」に載せました。

尾久　なるほど、血管イベントは表出が不思議な感じになる人がいますよね。

國松　そうか、いま勝手に気づいたけど自己炎症疾患も統合失調症や気分障害と一緒で、長い経過を追わないといけないという意味で似ているのか。そうすると、疾患の知識や診断力だけでは足りず、面談力が大事になってくるね。自己炎症疾患でも、最初患者の表現が歪みに歪んでしかも入り組んで複雑になってしまっているせいなのか、表出がおかしな感じになってしまっているケースもあるんですよね。例えば家族性地中海熱の診断基準は学生でも覚えられるくらい簡単なのに、実際に診断できるレベルにまで患者のストーリーをまとめ込んでいくのがけっこう大変なんだなって最近思っていたので。あぁ、言語化できた。

うん、尾久先生も先ほどたしか言っていましたが、「受診を続けてもらう」「また来てもらう」ことが重要です。

尾久　南多摩病院でときどきあるのですが、淡い統合失調症「み[3]」のある人だなと思って診ていると、普通に通っていたのにある日突然ぱったり

2「Kunimatsu's Lists～國松の鑑別リスト～」（中外医学社、2020）

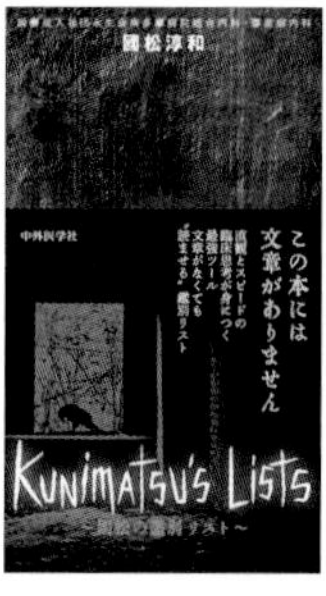

3 國　この「み」という明らかに正式ではない語法は、この対談のときだけのノリ的なものかと思いきや、その後も外来振り返りやカルテ記載などにおいて継続的に使用しているので、すでに我々界隈では定着しつつある……。

JCOPY 498-02098

来なくなってしまうことがあります。けっこう、予告なくまた来てくれなくなってしまう。

國松　双極性障害とか自己炎症疾患の性格と部分的に似通う部分もありますね。予告なく来なくなるのはなんででしょうね。

尾久　病識がないというのは一因としてあると思います。だから症状がなくなると通っている意味がよくわからなくなって、来なくなってしまう。

國松　ああ、それはあるんでしょうね。心身の分離とも関係あるかもしれない。良くなってくると、思春期の子は心身が分離していないから、身体がこんなにいいのに精神が異常であるとは思えず自分は大丈夫だとしか思えなくなる。一方で、身体がまだ悪いときは一応体面上は精神も異常と思えて病院に来る。そういったことはありそうです(4)。

尾久　おそらく、出来事そのものが消えるとか、症状が消失する感覚なんじゃないでしょうか。無意識のうちに、認められなくなるのかな。

國松　そういう意味では、大人になるというのも良い側面はあるのですね。大人になるというのは何か機能を獲得する過程で、その何かが差分でわかるのか、思春期の脳で何が起こっているかを知るためのヒントになり

4 國　これ、思春期の子は「身体症状」を基準にしか考えられないという言い方もできることになりますね。だから、「内科に来るべきだ」の傍証になっている。面白い。身体症状は「入り口」。

そうです。

尾久　「これはこういうもの」と考えられるようになるというか、身体は脳が操っていることを自覚すると分離するのではないでしょうか。

國松　そうですね。そしてそれができない大人は不定愁訴になっているということか。これはひとつ見出しましたね。身体は脳が操っているのだということを繰り返し説き、「自分で自分を操る感覚で」ということを自覚させ行動させるアプローチは、私は外来でもしょっちゅう話します(5)。セルフリハを促しているんですね。実際私の外来でも、「自分で自分の身体を操りましょう」と言ってばかりです。ああ、彼ら・彼女らは分離できていないということですね。腑に落ちました。

尾久　むしろここは二元論推奨ですね。なんせ西洋医学なので、二元論で考えないと根底から崩れてしまう。

國松　治療的には二元論がいいし、患者でも二元論で捉えてほしくない人もいるし、複雑ですね。ちょっと正直、見失いそうです。時間をください。

尾久　病気ではなくエンハンスメントの方向で考えると、二元論では限界があると思うんです。こういう風に体を動かしてこの角度で竹刀を振ると

5 國 誓って言いますが、本当に本当に、しょっちゅう言っています。

JCOPY 498-02098

か、そういった場合には脳が操る感覚だけだと弱いと思うんです。

國松　私たちは臨床医という実務家なので、観念的になりすぎるのは良くないです。ちょっと混乱しましたが、いま私は、治療者が患者の中にいる（つまり自己治療）か、患者の外にいるか、という観点で考え直してみました。心身の分離を、治療という観点で考えるのです。治療者的には、正直なところ心身を分離していたほうが楽です。例えば検査結果を伝えて「身体は大丈夫でしたよ～」と言ったりできます。

もし治療者という概念がない場合、あるいは治療者が必要ないくらい軽い場合には、自己治療できます。そういうときは、心身を分離しないで考えていてくれたほうがいいです。うまく言えませんが、気づきがあれば勝手に治る場合も多い。

でも普通に考えて、統合失調症や双極性障害を自己治療するのは無理です。その一方、心身症なんかは治療的にはいったん分けて考えますが、あくまでゴールは心身がつながっていると勝手に患者が理解してくれることにあります。治療者がしっかりと取り組まないと疾病自体が治らないという、治療者という他者が必要な状況もあれば、軽い心身症なんかは自己治療できることもあって、場合によっては1回の面談でメカニズムを教えるだけであとは本人が解決して終了みたいなこともあります。だから、小児科、精神科という区分は、きっと治療者都合なんですよね。治療者としては診療科を分けたほうがやりやすいということで。

典薬寮の時代から診療科が分かれていた、平安時代から専門医制度があったという話がありましたが、もしかすると昔から経験的に、分けたほうが治療を進めるうえでいいことが多いとわかっていたのかもしれませんね。もちろん文化の要因もあり、バイオロジカルな点だけでは考えられないでしょうけど、興味深いです。ただ、尾久先生も言ったように、「まだ薬物治療適応のない統合失調症」なんて私からしたら超難しくて、こういった難しい患者は二元論では無理なのでしょうね(6)。

尾久　そうですね、そういった場合もやはりあります。

國松　多くの患者は、分けたほうが治療者としては楽です。ただ、あくまで例えですが、いわゆる「外れ値」みたいな人の場合は分けないほうがいいのだけれど、今度はやっぱり患者がどう思うかのファクターが入ってきます。患者は、「分けたい」「分けてほしくない」「分かれているけどわから

6 **國** 前ページからこのページ以降にかけての私の〝ロングモノローグ〟は、あまり患者さんや当事者さんが、自分のことに「役に立てよう」と思って読んではいけないところです。医学書は本来医師以外は読まないので、こんなことを気にしたことがなかったですが念のためです。

ない」「分かれていないのに分けたがる」など、さまざまなタイプがいます。でも、そういったことを加味しても、やはり思春期↓成人における、心身分離障害や心身分離認識障害とでも言おうか、そういうプロセスを治療者側が認知すると、治療者としては次へのレベルアップができそうです。心身症とか身体表現性障害とか、ちょっと脈絡のない病態が1個の考えで斬れそうな知的快感が今ありました。

尾久　そう考えるとうつになれるというのは、ひとつの成熟性ですね。

國松　そうですね。「うつになれる」というのはさらりと言いましたがパワーワードですね。じゃあ思春期でうつの人はかなり成熟してるのかというと、これは純然たるうつなのかどうかということにもなります。成熟していればうつになるのかもしれませんが、人によるのだと思います。高校生で、学校に行けないとか寝られないとかで、うつと診断され薬を飲み始めてズルズル、という中には絶対うつじゃない人がいる気がします。まずは内科にかかってほしいです。そして内科医がちゃんと診て、安易に「気持ちの問題かもしれないのでメンタルクリニックに……」とか言わないこと。内科外来の初診のときは、心身を分離してはダメだということです。

尾久　初診で器質からというのは大事ですよね、内科なのですし。

國松　こちらの思考としては分離して考えずに、ただ行動としては分けて、器質の精査からする(7)。初めから印象で判断してどうする！　最初こそみんな大好き「根拠」が肝です。まずは器質をちゃんとみて、外来を重ねてかかわりを増やしていって、そこからいろいろな因子を測る。器質を精査しているときでも無難な会話はするわけで、そのときの患者の有様や言動ですら情報になりますよね。

ただ、最初から本人が身体が悪いと感じていない子をどうするかという問題はあります。でもそういう子は、「身体ではないのならメンタルが悪い」とも自覚できていないと思う。やはり病識の問題はあると思います。外側から、どこまで本人に自覚させ考えてもらうかが課題で、面談力が問われます。治療者側がすぐわからないというのはしばしばあるので、相当熟練していないといけません。そのためにもやはり、また来てもらわないとダメです。診断、臨床推論偏重ではこの感覚は一生養えません。世間でいう「診断」は静止画ですから。

尾久　自覚として困っていない子がいたとしても、「でもやっぱり体に症

7 國　おお！これは「見たて-行動不一致」の原則ですね。

状があるんだから調べたほうが良いのではないか」と考える常識的な感覚は大事なんじゃないかと思います。やはり常識というか、一般的な感覚は大事です。

國松　それは医師の感覚のことですよね？

尾久　そうです。

國松　ああ、そうですね。そう思います。ちなみに小児のシェーグレン症候群は不定愁訴になります。もちろん大人のシェーグレン症候群にも多いですが、小児のほうがもっと隠れます。鑑別診断をゲーム化せずに、妙なカタカナ言葉に踊らされずにちゃんと器質をみる、面談力(8)をつけることです。

尾久　何なのですかね、あの手の言葉というのは目新しさに飛びついているだけというか、「診断をつける」という行為と一緒で、何か確からしいものに依っていたいのでしょうかね。

國松　たしかに困りますね。

尾久　「それさえやれば診断できるみたいなことが起きたら嬉しいな」という無意識を自覚できていない。難しいことや複雑なことは、単純にはなり

8 國 面談力というと「コミュニケーション能力」とすぐ合点してしまう人がいますが、そう呼ばない意味での面談力という言葉が通用して一般化したら、面談が診断的・治療的な機能を果たす「技術」となるでしょう。

えないです。だから関係のない話ではありますが、政治や社会においても話を単純化するものには邪悪さを感じます。

國松　ふんわりとしたカタカナ語で煙に巻くんではなくて、科学をしてほしいです。なんでこういうときこそ「エビデンス！」って言わないんだ。

尾久　脱洗脳は困難です。なぜならそれを奪ったら診療ができなくなってしまうから。論文に診療の一挙手一投足の根拠を求める人はまともで善良な人が多いと思います。以前[9]、批判はしましたが論文を読むだけでは十分ではないというだけで、邪悪ではないと思います。

國松　そうですね、邪悪ではない。

尾久　学会などの場では科学一辺倒のようなステートメントしかされていなくても、実際に話してみると「科学的な側面だけみてはいけない」ということをきちんと認識されていることがほとんどでホッとします。だから僕らが「こういう人にはこんなことが起こる気がするんです」という話をしたときに、「そういう考えもあるのか、じゃあそれをこちらが研究で示そう」みたいにポジティブな役割分担ができるといいと思います。

國松　ある意味、純粋ですよね。話を単純化し、楽そうな言葉で広範な一

9　第1章 14頁

JCOPY 498-02098

般人をふんわりさせてあまり考えなくさせるようなやり方をする邪悪な一派は、やはり自己愛が見え隠れする。それらしく言うための知能はすごくあるから、実務と科学で批判しても、聞く耳をもたずにああ言えばこう言うで対抗してきます。

ところで話を戻すと、そういえば思春期の子が受診する契機は、主訴ベースなら身体がほとんどですね。

尾久　内科ならそうでしょうね。

國松　最終的に児童精神科とかにかかる必要があるとされた子が、最初の最初に、どこに何の主訴でかかっていたか知りたいですね(10)。

尾久　ああ、たしかに。おそらく、最初から精神科の門を自分から叩く子の中には統合失調症が多いのではないかと漠然と思います。状況にもよると思いますが。あとは明らかに精神の問題であっても、精神科への抵抗から、とりあえず病院として内科に親などに連れてこられるケースが多いと思います。心理士の友人を見ていて思うのですが、スクールカウンセラーは相当大変な仕事だと思います。ただ、相談を受けたときに何でも精神科に行くべきと言うのは、大人であれ子どもであれ時に外傷的に作用します

10 國 ああ、成人内科と小児内科が手を組む日が来てほしい……。

よね。

國松　侵襲性が高い。

尾久　でもやはり、まずは内科に最初来ることが多いと思います。先日レビューした子も、最初は虫垂炎と疑うくらいの急性の経過なので内科受診でしたが、それが高校初登校日＆ＣＲＰ０で急転直下の展開をみせ、以降通ってもらっています。

國松　内科に初診でかかったときに、メンタル風な要素がちょっとでもあるとそっけなくされがちですね。初診医は心なんて診なくていいのに。

尾久　その問題は何とかしたいですね。医者の意識ってやっぱり情報の曝露に比例すると思うんです。こういう情報が目に触れ続ければ、全員ではなくても少し展開が変わっていくんじゃないかと思います。例えば、血培をみんながとるようになったように、ポジティブな変化は起こせると思います。

國松　そうですね、やはり言い続けることが大事ですね(11)。

尾久　「え、フォローしないとまずいんじゃないの」みたいな空気感を研修医レベルがもつようになると変わるんじゃないかと思います。かつて、と

11 國　ここ、密かに尾久先生に勇気づけられています。

JCOPY 498-02098

ある先生が「救急でなんで血培なんかとってるのよ、翌日まで生きてればいいのよ」って叱責して、研修医がみんなドン引きしていたことを思い出しました。

國松　「内科で診る不定愁訴[12]」という本で、「まず器質から調べよう」という話はしたのになと思います。初診時から「心の問題」なんかを診ようとするから、訳がわからなくなって、すぐ自分から離そうとする。内科なんだから器質をみればいいのです。

尾久　伝わってないか、意味が理解できていないか、やっぱりそういう意識や情報曝露が足りないかですね。根気よく発信し続けるしかないと思います。すぐあきらめるというか、精神科の要素が1％でも入っていると混乱してしまう医療者は多いです。「でたー！」みたいな、もう言葉やロジックが入らなくなってしまう。

國松　はい。内科の要素が多いはずなので、身体だけみていればいいのです。

尾久　「脳炎ですよ」と言っても、「うわー精神科だーーー」とその医師が叫んでいるので会話にならなくなるというか、急に緊急性の判断がつか

12 「内科で診る不定愁訴」（中山書店、2014）

JCOPY 498-02098

なくなるというか、自分の役割がわからなくなるというか、CRP 5とかでもひたすら「精神科！ 助けて！」と医者のほうが叫んでるんですよね。「〜〜は否定的です〜〜は否定的です」と呪文のように唱えて目の前から消す(13)ことに執心する。

國松 「私、心はわからないから身体を精一杯調べますね。それでダメならごめんなさいね」と言えばたぶん患者はとっても喜びますよ。でもそれをしない、そう言わない。体をみれないいなら、心をみれるのか？ という話です。

尾久 はい。失礼な物言いになりますが、「せめて体くらいみてくれよ」と思います。

國松 内科外来の初診学というものの確立は必要なのかもしれない。

尾久 自分をモニターする能力というのが臨床医には明らかに必要なんですが、そういうことは棚上げされてますよね。初診では特に感覚を研ぎ澄ませることが重要だと思います。

國松 かなり重要です。「また来たくなる外来(14)」でも書いた話です。先日の対話(15)でも話しましたが、その日の体調でもアジャストします。ダル

13 國 消そうとしてるから、呪文のようにではなくて呪文ですよね(笑)。
14 「また来たくなる外来」(金原出版、2020)
15 第1章 17頁

ビッシュ投手が投球中にも調整しているのと同じです。その日、投球回によって投げる球、投げない球、すべての投球内容をその瞬間瞬間の体調などに応じてアジャストしていると言います。

尾久　やはり、職人なんですよね。秒単位の微調整を行う。

國松　ダルビッシュ選手ほどはきっと無理ですが、私もするようにしています。いつも万全ではありませんからね。

尾久　むしろ、いつも同じことができていると思っているほうが危険ですね。

國松　はい。ASD傾向のある臨床医はルーティン外来得意ですけどね。彼ら・彼女らは例外事項に突如遭遇すると、いつも憤慨していますね。

尾久　なるほど。やっぱり調子が悪い日は、どこを守り抜くかという話になる気がします。

國松　はい、どうしても日によって思考に差が出ます。

尾久　今日はどうしても自分がダメだというときでも、やっぱり患者は診なければならない。そうするとプロとしてどこまで許せるかということになってきます。逆に、こんなにダメなのにキャッチできるほど異常なのか、という思考にもなります。

國松　そうですね、外来というのはそういった調子のブレが時間的に許容できる場でもあります。だから、流れを加味できるからその1日の全体を振り返る形で俯瞰し直すのが一番いいですよ(16)。トピックス的な〝教育的な〟一例を掘り下げる会はダメ。物事は静止画で捉えてはダメですね。全然教育的になっていないというのがあまりに皮肉すぎて……

尾久　たしかにそうですね、外来は何事もないことのほうが多いですし(17)。割り振りは大事というか、やっぱり一挙手一投足に全部集中するのは医師の診る数からいって無理なわけで、流れからの逸脱という視点から異常を捉える。

國松　割り振りの感覚、すごくわかります。その患者を診る前にどんな患者を診ていたか、どんな患者が後に待っているか、あたりもとても重要です。まったく戦い方が変わります。

尾久　それは本当に重要ですよね。AIではないから、影響がゼロなわけがない。

國松　逆に、患者が診察室に入る前にどんな状況だったかも影響すると思

16 國 感想戦*ですねこれ。一番しっくりする言葉を今ようやく見つけました。
(*囲碁・将棋で、対局終了後に、互いの指し手を検討し感想を述べること。広辞苑第7版。)

17 國 まさにそうです。逆に言えば、何となくできてしまうのが外来なんですよね。だから振り返り(感想戦)が必要。

うので、それも加味したいはしたい。ただ、患者は別に何か特別準備しなくていいです。

尾久　こっちの受容の装置がしっかりしていれば、そのへんの誤差はあまり問題にならないことが多いです。患者はやっぱり変化するものなので。

國松　はい、それを加味して診察しますよね。

尾久　時間圧が大事な理由は、こっちの受容の装置が危機に立たされるからなんですよね。時間圧にさらされることで、変数が患者とこちらの2つになってしまう。しかもこちらは動いていない体《てい》だったりするとめちゃくちゃになります。

國松　はい、だからより質の高い、外来医の自己認知が必要です。

尾久　あとはバカみたいな話ですが、外来の後に普通に予定があるとか、そういうのは余裕で影響を与えます。しかも、最後の患者とかではなく、最初から1日にわたって影響を与える。多くの医師にとっては耳が痛い話かもしれませんが、外来の時間の隙間で学会のスライド作ろうとか思っていると受容のスクリーンはめちゃくちゃ曇ります。

國松　単純に、眠いとかだけでも影響しますが、時間圧は加重になるから逆に謎のハイテンションになる場合もある。

尾久 それも反応ですね。人間だから仕方ないです。どこまで守れるかだと思います。

國松 声が出なくなることもあるなあ。軽度のconversionが起きているのかも。あっ、やっぱり加重だ。声が出なくなるというのは、「なんだこの患者さんはしゃべってばっかだな……話も聞いてくれないし、だったら俺は黙る！」みたいな、ある種の怒りの表明としての沈黙かもしれない。こうやって一人の患者に対しいろいろな感情を示すことがあります。ここ数年、これをわざとできるようになりました。なので、どんな風に接したかは、カルテに記録しておきます。

尾久 なるほど、それは興味深いです。ただ、こちらの変数をあえて動かしながらそこからの逸脱をみるわけで、かなり高度です。こちらはある程度固定したほうが楽です。瞬間芸ですね。

國松 「先生も人間なんだな」って思わせる意味もあります。もちろん一定にしないといけない患者もいます。この見極めは、接する中でつかむ感覚です(18)。

18 國 このあたりの議論ですが、「また外」では、「医師がいつも変わらない雰囲気だ」「一定の距離で」と言ったことと反してるのですが、あの書では「私の1割しか書いてない」とも書いたので、実際の残り9割の一部を今ここで言えて良かったなと思いました。

尾久　初診のとき、健康的なコミュニケーションの感覚が患者側にどれくらい残っているかは重要な気がします。「あ、先生怒ってる」と思って変化できる人は最初の時点から健康度はそこそこあるんじゃないかと思います。

國松　そうですね。医者はスーパーマンすぎるので、人間らしい変化は見せたいです。そこでまた接し方を変えるので、やはり感覚を感覚で調整するという技術ですね。

尾久　南多摩病院では、予約以外の患者を僕に振るか國松先生に振るか内科外来のバックヤードが的確に判断していると思うんですが、ギリギリで國松先生側に振られるのはそういうのが合っている人が多い気がします[19]。誤解のないように言えば、最初から精神的に参ってそうな人が僕のほうに振られることが多い気がします。僕はそういう変化をあまりつけないので、逆に先生に振られるタイプの患者が来たりするとけっこう苦戦します[20]。相性というか、どうしてもダメという人はいると思うんですが、それは医師の個人史に由来すると思います。

國松　その割り振りを決断するための初診患者のゲシュタルト診断をバックヤードの看護師たちがしてるってことですよね。すごいですよね。たし

19 **尾**　もちろんきれいに分かれているわけではありませんが、割合の話です。

20 **尾**　実は比較的最近になってからあまり苦戦感がなくなってきて、何が変わったのかなと考えると、単に内科の診療能力が向上したんだと思います。

かに私と尾久先生のどちらに振るべきかを判断するゲシュタルトがどうやらあるようで、しかも複数のスタッフがそれを共有している。まさにナースの職能だと思います。事前の情報量が多い患者が私のところに来るのかな。

尾久　見極めていますよね。僕と國松先生が用いている手法の差というのはたぶんあると思います。微妙な視点の違いで医師が楽に診られる患者かそうでないかが見えてきて、判断基準にしているのはそこだと思うんですよね。

國松　バックヤードがすごいのは、長期視点で見ているところですね。医師に振って、診療が終わって、結局どうなったか見ている。バックヤードも、医師に負担をかけたくないと思っているので、「どの先生に振ったほうが楽に終わるか」という視点はかなりあると思います。「楽か」という視点は重要ですよ。

尾久　一人ひとりの医師の特性をよく見ていますよね。金曜(21)は最近は特に明確になっていて、訴えがはっきりしない人ばかりが振られてくる。高齢者施設から来た患者で、「どう見ても肺炎だろ」みたいな人はもう来なく

21 **尾**　金曜は尾久の南多摩病院での勤務日です。

JCOPY 498-02098

なりました。

國松　私も別の先生と2人体制で初診外来をやっていたとき、インフルエンザの流行時、「迅速検査が陽性の患者はその先生」「陰性の患者は國松」に振り分けるというバックヤードのアルゴリズムを後から曝露されたことがあります(22)。

尾久　すごい適切ですね。

國松　陰性だとしてもインフルかもしれないし、まったく別の熱性疾患かもしれない。その説明力はかなり必要で、つまりは手間がかかるんです。

尾久　でもそういう曖昧な患者ばかり診ていると面白い人ばかり診るようになりますね。結果的に風邪だとしても、「ああ、訴え方が変だったのか」みたいに面白いんですよね。

國松　バックヤードと一緒にチーム医療をしている感覚はあります。医療の効率化って、経営面だけじゃなくて医師の負担にも患者にも有益で、効率化は手抜きではないんです。だから私たちが本などで発するメッセージも、手間暇かけろとは言ってないんです。

「この先生に振ったら効率がいい」という上流での判断は重要ですね。

22 國 これが今は新型コロナです!! 熱があって発熱外来に回されたけどコロナが否定的とされた人たちですね。

尾久　必要なところは効率化すべきですよね。オプティマイズです。地道な作業ですが、時間圧がかかることで勝手に効率化されることも多いように思います。いつか1日の流れを書き出していらない手間を省くという作業をやったことがあるのですが、金曜の南多摩病院ではほとんど変えるところがありませんでした。もうとっくに最適化されていました。

國松　概念として時間圧は重要です。圧って、ある意味数値化できるから、軸ですよね。座標軸については2020年11月に出した新書(23)に詳しく書きましたので、それを読んだうえでまた議論しましょう。

23 國　こちらです。「医者は患者の何をみているか（筑摩書房、2020）」

JCOPY 498-02098

第4章 医療者の自己愛

國松　行動科学については取り上げたいですね。ある時期に、「行動科学」という言葉について心酔してしまう若い医者は少なくないです。総合診療を勉強している若い先生にその傾向がある気がします。

治療者の「私」がもう一人の私として病者を自覚すると病者の心の中のもう一人の私としての治療者が働き始める(1)

これのポイントは治療者の居場所ですね。別のアプローチですが、先日(2)我々が議論したことと似たことを言っています。私のアプローチで、

1　河合隼雄「対話する生と死」(潮出版社、1992)
2　第3章　53頁

風味として怒ったり黙ったりというのは、患者に「まあ、ちゃんとしなきゃ」と思わせるのに有効なのです。本来医者はあまり変わらない存在がいいのですが、実際には微調節したほうがいい。存在として変わらなければいいんです。そのうえで、対話して臨機応変にする。診療は型に当てはめる流れ作業ではないです。

さっきの行動科学の話ですが、一度はここでちゃんとしないといけないなと思いました。行動をメタ認知するまではいいんですが、「行動科学・学問こそ大事だ」となった時点で思考は止まります。そして止まった瞬間に、進んでる人に置いていかれます。「総合診療は複雑なものを相手にする」というのは賛成なんですが、「説明可能ではない」と言えばいいだけなんだと思います(3)。総合診療のことをとても説明しにくそうにしてる人がいますよね、多く言葉を継いで。総合診療が説明可能なものならば、もっとシンプルに説明できていると思うのです。

行動科学という響きから、勉強熱心な日本人には魅力的に映るのでしょう。実は私も昔、ちょっと興味をもったこともあります。

対談の勢いで言わせてください。私思うのですが、そういう人たちの意

3 國 皮肉にも私がうまく言えていないですが、総合診療は複雑なものを相手にするから自分たちのしていることはうまく説明できません、とだけ言えばいいのではないでしょうか。おそらくこの対談のときはそう思ったのだと思います。

識していることとって、「こういうことをしている自分」にあるんですよね、これはもう無意識に。もっと世の中のすごいことに目を向けてほしいです。頑張っている自分、勉強している自分、人と違ったことをしている自分、全部自分です。患者の痛みを取っている自分、いいお看取りをした自分、患者や家族に感謝される自分。「いいお看取り」なんて、私はないと思いますよ。虚像の中の虚像です。辛辣ですみませんが、自己愛病の末期症状とすら思います。「医療者の自己愛」の問題については診療科を絞らず、広い問題としていつか詳しく議論したいと思います。

ちょっと話を戻しぎみにしますが、あとは、「児童精神科をやるにあたり、精神科医がやるか、小児科医がやるか」については触れていきたいと思います。

尾久　思春期の患者からは、いろいろ事情を教えてもらっています。

國松　詳しく聞くんですね。

尾久　はい。そうすると他の子の理解にもなりますし、親とは違う対象だと思ってもらうことは大事かなと思います。そのアプローチとして、SNS(4)の話は八王子でもどこでも万能ですね。整理はできていないんで

4 國 もはやSNSについては、かなり深いところまで知らないと、思春期や若い子の診療はできないかもしれない。(医者は皆)やったほうがいいと言いたいわけではないですが。

すが直感的には、最初のうちは仲間のように感じてもらう必要があるように思います。SNSで興味深い傾向として、facebookを誰一人やっていないのは当たり前なんですが、ティーンは当然やっていると思いきやTikTokもやっている人は少ない気がします。ある思春期の子に教えてもらったんですが、「パリピはTikTok、陰キャはYouTube」と言っていてなるほどと思いました。

國松　あと、思春期の子が初診にかかるときに、「内科を選ぶ」「精神科を選ぶ」というのはどういう風に決まるのだろうかと考えたりします。

尾久　やっぱり身体症状がある人は普通に内科なんじゃないですかね。精神科に行くパターンは、「ストレスだと思うんですが」と身体症状の話から始まらないようにも思います。あるいは病識はなくとも病感があって、しびれるとか痛いとか言い続けている統合失調症の患者は精神科に比較的多いです。

國松　なるほど、ストレスだなと理解して、受け入れてから来るのでしょうか？　そもそもどんな人が、初めから精神科を選ぶのか気になります。

尾久　うつ（適応障害）の人は何らかの自覚があるというか、「もしかして私ってうつなんじゃないでしょうか?」と自分から訴えてきますね。職場の関連したうつだと、産業医(5)の勧めで精神科受診となるケースも多いです。あとは、「眠れない」というのはすごく多いです。一方で、パニック障害は人にもよりますが、1回くらいは内科か救急を経由してることが多いようにも思います。めまいや動悸が生じるので、死ぬんじゃないかと思って救急を受診しているケースが少なくありません。

國松 パニックは、救急が多いですよね。でも精神科を想定していないので、致死的な病態を否定して帰宅です。

尾久 職場のうつはたいてい職場のうつですが、「眠れない」を主訴とする場合の原因は多様で、本当に器質から考えるべきです。精神科に来た眠れない人の診かたは、まずお話を伺って、「うつじゃない」「シゾじゃない」と考えていくのが、従来的な精神科医がおそらく特に自覚なく選んでいる推論スタイルだと思います。最近だとSASとかそういうことも考えるようになるけど多くの場合は体系化されておらず、何となくそのへんを聞いて終わり。「とりあえずベルソムラ®でも飲んでみてください」となる。不眠は精神科医の守備範囲という認識がやっぱり強いです。

5 國 ふと思いついただけなのですが、最近、将来自分は産業医をやるのではと思いました。産業医の資格はもっていないし、勉強したこともないのですが。

國松　ベルソムラ®を飲んだらひどい悪夢を見て、「もう二度と精神科に行くか！」となったり、「精神科の薬は恐ろしい」というイメージをもつようになったりしがちです。集団が不均一なので、不眠は難しいですよ。

尾久　不眠はけっこう難しいです。そういう意味で河合真先生の「極論で語る睡眠医学(6)」はすばらしく、システムで考えるというのはもっと知られていいと思います。

6　「極論で語る睡眠医学」（丸善出版、2016）

JCOPY 498-02098

第5章 存在として患者と在る、そして診療も指導も空論はアウト

國松　ＡＳＤ(1)あるいはＡＳＤ傾向の人の「疼痛」は……、もう難しくて、途方に暮れて。冗談ですが催眠療法とかをしたくなる気分になります。

尾久　ＡＳＤ傾向のある人の疼痛は難しいことがありますよね。もちろん人それぞれですが、自分の中で理屈が通らなくて、どうしても薬が飲めないということも少なくありません。薬を飲んでとりあえず痛みが良くなってくれると急に治療も楽になるのですが(2)、飲んでくれるまでが難しい。ＡＳＤと言っても、その特性からいろいろな困難をきたして精神科を受診して診断を受けているような人ではなく、いわゆるＡＳＤ特性のある一般社会の人に生じた疼痛をどうするかという話です。ＡＳＤ特性そのものは

1 國 ＡＳＤという言葉はレッテルではありません。spectrum disorder ですので、もともと「狭い意味」の自閉症以外の様相をもふんわり内包している概念であり、つまり便利な言葉なのです。差別用語ではありません。それに加えて、ＡＳＤ〝傾向〟と言えばもっとその淡い様子を指して言っているので、ＡＳＤについては一般の人も知っておいていいのかもしれません。ただ私が大きな声で言うことじゃないということは述べておきますね。

治療の対象になりませんから、どのようにアプローチするかという点がポイントです。國松先生のアプローチはどんな感じですか？

國松　まだ模索中ですね。特殊な対応はまだないです。とにかく神経障害性疼痛に対する標準的な普通のアプローチをします。ただ、どうせ正攻法で攻めるだけではうまくいかないのが目に見えているので、「mECTとか催眠療法とかしたいな」って思いに駆られることがあります(3)。

それは冗談ですが、ASD傾向の患者の難治疼痛には、「ここに穴があったか！」みたいな、一気に解決に向かわせるような貫通する方法論があるような気がしてならないです。悩んで悩んで、普通の人が見えないその針穴を探し当てようとする、そのこと自体がうまくいくために必要なのかなとも思います。一閃する、ここしかないみたいなキラーパスがあるのではないかと思うんですが、その針穴の場所というか、患者によって特徴がそれぞれ異なるので難しい。個別性がかなり強いので。それでも、それぞれのケースで「これ！」というアンサーがあるはずだと思っています。これを探すのは当然ですが、画像検査では無理ですから、対話、問診というか会話の中で見つけていくことになります。処方はいろいろと変えて試

2 **尾** 症状などに対する苦痛から退行すると、元の特性がより際立つということがしばしばあります。これはASDに限らず、頭部外傷といった後天的な器質因についても同様のことが言えます。

3 **國** これは流石に冗談です。この章、冒頭に「途方に暮れて」いたのを思い出してください。

JCOPY 498-02098

してみますね。これはＡＳＤとか疼痛とかに限らず、他のどんな病気でも同じです。1回でバシッと決まらないことのほうが多く、だからこそ一発で決まると気持ちがいい。

ちなみに、尾久先生がさっき言っていたような、薬をなかなか飲んでくれないときは、あまり無理せずに普通に説明をします。「ここは内科外来なんです。私は外科医じゃないから手術できないし、魔法使いじゃないので催眠療法は無理だし、心理療法はしないです。なので、お薬での治療をしていく場所なんですよ、ここは。で、どうします？」のように苦しめない程度にはっきり述べて、構図として「きちんと優しく追い詰める(4)」と、ひとまず飲んでくれることは多いです。ただ、飲み続けてくれるかはまた別の話で、ＡＳＤは、評価障害(5)といって自己で行う薬の効果判定が激烈に下手なばかりか、物事を定量できないという定量障害(6)もあるので、薬で少しは良くなっているから飲み続けようという流れになりにくいです。「少しは」はわからないんですね。特性の影響は大きいです。

尾久　これはＡＳＤというよりも全員に対してなのですが、僕はやっぱり、薬を飲んでくれないようなときには原因、それも無意識の原因を探る

4 國 一見強い言い方ですが、ＡＳＤの人には特定の「刺さるロジック」というのがあって、それをうまくさせなくても、ロジック／ロジカルなことというのは好きな人が多い。

5 國 これは國松の造語ですが、しっかり説明しなくてもわかると思います。

6 國 これも國松の造語ですが、しっかり説明しなくてもわかると思います。

ほうについ行きがちです。処方を変えてみても、どの薬をローテしても「全然飲めませんでした」みたいに同じ反応(7)を示す人というのはいて、そういう人は、薬を飲めないことに何か言外のメッセージがあるとか、もっと上流の問題なのかなと考えています。

國松 はい。ただ単に、薬をトライしたというプロセスを経たい人がいるんですよね(8)。これは患者だけでなく医師もです。

尾久 たしかに、それはそうかもしれません。内科外来の場合は僕も、やっぱり多少の抵抗があっても、「まあまあ、そうは言っても飲んでくださいよ」みたいに医者の論理を押しとおすことは時にあります。本当はまずいのかもしれませんが、「先生に言われたとおりにとりあえず乗ってみたらうまくいった」というパターンが内科では少なくない気がします。

國松 そうですね、ASD特性のある人へは、理屈を述べることが大事ですよね。薬を試すという行為には、「この薬は効かなかった、だから次はこうする、いいですよね?」というロジックが形成(9)されています。この「○○だから○○」というのを作れることがポイントかと思います。だから「薬をとりあえずトライする」はそんなに無駄じゃなかったりする。

7 國 本当、きれいに同じ反応ですよね、毎回。

8 國 ASDの人は、不安で臆病というより、自分のロジックにハマればわりと果敢な行動をとる人が多いような気がする。

9 國 雑なロジックでも、ロジックがあるということが大事な気がします。

尾久　それはかなりありますね。

國松　内科外来は時間がないし、理屈があればなんでも無駄じゃないと思います。ただ、良くならないロジックも患者の中にたくさんあるので、解くのに時間がかかります。先日⑽の積分の話で言えば、式がかなり複雑になっているということです。全然関係ないことを聞いてみると、その人のタイプを見つけるのには意外と役に立つかもしれません。

尾久　良くならないロジックについてはかなり納得ですね。僕の中では、XとYの2次方程式を作る感覚ですね。「この枠ではこう、動かした枠ではこう」みたいに、自分も動かして変数にする代わりに、方程式をもう1個作っているイメージです。怒ってみせる話も、関係ないことを話すのも、自分の固定をやめて変数にする行為で、國松先生のこのアプローチはなかなか真似できないです。かえってそっちのほうが解が求めやすいケースを選ぶ目をもつことが一番重要ですね。

國松　これは何というか、技術というよりもある意味雰囲気というか、地の雑談力のようなものかもしれません。教わらずとも自然にできている外科医とかいるのではないかと思います。怒っている患者がいたときに、何

10　第2章 28頁

をやっても火をつける医師と、なぜか鎮火できる医師がいます。前者は必死で、後者は無意識なんです。

尾久 たしかに、そのへんは天性のものがありますよね。研修医でもうまい人はうまいです。

國松 そうです。これは現時点では技術でどうこうするのは難しい。外科医の場合については、術前の説明をたくさんやることで得た後天的なものかもしれません。

尾久 精神科医の場合は、自己開示の問題をはらむので技術でなんとかする感じにもっていくことが多いんだと思います。怒ってみせるのではなく、「そんなこと言ったら怖いですよ」と言うなど、あるところまではパターンでなんとかなってしまう。

國松 なるほど、それは内科医と精神科医のアプローチの違いかもしれないです。新しい発見ですね。

尾久 これは面白いですね。精神科医は、いかに自分を動かさないかを最初は心掛けると思うんです。丸く囲った構造からの患者の逸脱を拾って文脈を作っていくという作業で、それこそ患者がまったく違う話をしだした

JCOPY 498-02098

ら、「あなたはいつもお母さんの話になると違う話題になるね」みたいに言うわけです。このとき、囲う丸は動いても良いのですが、逸脱を見つけるために支点である自分が大きく動かないことを前提としている。実際にはそんなことは無理なわけですが。かなり厳格というか古典的な治療構造というのは、例えば50分週1回まったく同じ時間に同じ部屋でお会いするみたいなやり方です。そうすると、遅刻をしてきたり、時間になってもいつまでも話していたりというところを逸脱として拾い上げ、ある文脈を作って理解につなげていくことができます。なので逆にこちらが、「あ、もう面接の時間だけど疲れたからお茶飲んでちょっと遅れていこう」とかそういうことはできないのですね。ぴったりに始めるようにする。それができないときは、こちらが構造から「逸脱」していると考えて、その原因を探っていく。

とはいえ精神科医も含め医師という職業は無茶苦茶多くの患者を診ないといけないですし、病棟も外来もあって、その中で時間どおりに面接をいくつもいくつもやるということは無理ですから、自然と緩くなるわけです。構造はあるんですが、揺れ動くものですよね。その中で、自分を完全に固定するのは不可能なので、自分の微細な心の揺れ動きも感知しながら相手のことをみていく感じになります。話をしていて不愉快になったら、これはどういうことなんだろうと考えるとか、こちらの病理というのはどうしても関係しますから、常に医師も自身を俯瞰するもうひとつの目をもって診療することが大事だと思います。ですから、もっと時間圧がすさまじい内科外来の初診をこういう目で行っていると、やっぱり鍛えられます。はるかに患者数が多いその中で、一人ひとりの患者と一緒に治療構造を作っていく作業をすることになります(11)。病院にもよりますけど、僕はやっぱり内科の日が一番忙しいです。ちゃんと一挙手一投足に注目しながらやればヘトヘトになります。もちろんすべては不可能なので、「あ、右下腹部痛だ！CT、外科！(12)」みたいなわかりやすいものはアルゴリズムに流されることもありますし、使い分けもある程度必要だと思います。病院そのものが構造なので、例えば、今はコロナが流行ってるから患者は少なめにみたいなムードもここに覿面に効いてくるわけです。それで、1週間ごとの診察でやっていこうと言っていた人を2週間ごとにしようと提案するのはこの人にとってどうなんだろう、自分の楽したい気持ちも混じって

11 國 いま一瞬読んでいて、精神科と内科の境界が見えなくなりました。もともと境界線なんてなかったのかもしれない。

12 尾 すみません。さすがにもう少しちゃんとやってます。

JCOPY 498-02098

るだろうし、みたいに勝手に悶々とします。このへんのさじ加減をうまくやるのもスキルというか、たぶんもっと僕が内科のスキルが抜群に高ければ、アルゴリズム的な部分ももう少し細やかなことができると思うんですが、やっぱり基本は精神科医なので、内科もひととおりのことは大過なくできるけど、精神科に比べると1／50くらいじゃないかと思ったりもします。

國松　場を「一気に」収拾させる力は、精神科医にはあまりないですよね。そういうアプローチをとらないというか、自分が変わるリスクがあることはしない。極論すれば、精神科医は相手がどうなっても自分が変わらないことを選ぶ。

尾久　自分を「意図的に」動かしたときの場の変化という経験の蓄積がないので、個人的にはやっぱり怖いですね。ただ、どこかの現場にはそういうことをやっている医療者もいるかもしれません。極論ですが、もう患者と個人的に付き合わないとどうしようもない状況に追い込まれたら、やっぱり変わらないことを選ぶと思います。もちろん、患者と個人的に、というのは境界侵犯に当たるのでありえないですが、歴史的にはありますし、今でも密かに境界侵犯している人はいると思います。あまりに濃い面接をしているとそういうことも起きうるのかなと思いますが、本当にただモラルがなくて境界を越えている人もいるんじゃないかな。境界線がずいぶん手前にある人もいれば、けっこうギリギリにある人もいる気がします。診療科によっては、患者とプライベートで交流している人もいたりしますし、診療科ごとに特徴はありそうです。

國松　自分が動く動かないという話が出ましたが、「患者からしたら一定」ということであればいいのだと思います。つまり、医師の表情や言動が不定であっても存在や概念として一定であれば患者にとって問題ない。

尾久　そのとおりです。それができるのが國松先生の絶妙なところです。

國松　こちらの反応は変えても存在は一定ということです。関先生とかも「存在や概念として患者と在る」という感じだし、須田先生の術前のICなんかも、すごいよね。

尾久　その2人からは僕もかなり多くを学びました。益子先生(13)とか、そういった大きな存在はそうですね。人間同士のやり取りになりますから、当然怒ったりする場面はあるわけですが、でも人が変わったという感

13 國「関先生」「須田先生」あたりは、あまり目立つことを好まれないご性格ですので、本当は紹介したいですが控えておきます。益子（邦洋）先生は、南多摩病院の院長です。狙撃された國松長官を劇的救命された張本人です。

JCOPY 498-02098

じではないですもんね。

國松　はい。要は患者の気持ちをまとめてあげればよくて、アプローチの違いであって優劣ではありません。

尾久　でも、存在が一定というのは新鮮です。「そういえば」といろいろ思い当たることがあります。「これ、國松先生だったらどうするかな」みたいな感じにも近いですかね。

國松　そうですね、その習得はなかなか文字では難しい。やっぱり2、3年一緒に診察していかないと身につかないでしょう(14)。

尾久　見て学ぶ領域というか、職人と同じですね。天性のものもやっぱり多少あるのではないでしょうか？

國松　そうですね、その人個人のキャラ、雑談力(15)、相手の気を悪くしない言葉選びができるかなど、天性かもしれません。ついマウントを取りたくなるから、逆なでしてしまうことはあります。例えば関先生は、人間の器が大きすぎて、患者という存在が、張り合う相手では1ミリもないのだろうと思います。

尾久　なるほど、たしかに総量の問題はありますよね。それで思いついた

14 **尾** これ、じわじわ味わい深い言葉だなと感じてきています。

15 **國** ここで言う雑談力というのは、コミュニケーション能力というより、いかに意味のない話題を振ってかつ何となく会話を成り立たせられるかという能力のことです。

のですが、後天的に獲得できるのは、言葉が悪いかもしれませんが、ある意味で患者を友達みたいな地平で見ないということだと思うんです。わかり合える人だと思うからムカつくみたいなところはあるわけで、病名をつけて、病気の人と思って距離を取る。人としての患者ではなく疾患としての患者として診るということであれば、後天的にできそうです。これは國松先生の本に書いてあったような気がします。

國松　まさにそのとおりで、たしかに本にしました[16]。

尾久　医師になったときから先生と話しているので、DNAレベルで「また来たくなる外来」の内容が染みついているというか、正直自分で思いついたことなのか先生から習ったことなのか区別がつかないことが多いです。

國松　私の教え子たちはみんなそう言うかもしれないですね。

尾久　かなりあると思います。ミニ國松が量産されて、全国に散っている。患者のためになりますし、一部の変な医師へのワクチンのようにもなります。國松先生の言葉が入らない医者というのはやっぱりいて[17]、そういう人は入局する病院選びでも、診療の仕方でも、あくまでこちらの感覚からすればですが、妙な指導医について妙な道を選んでいるなと思います。

16 國「また来たくなる外来」（金原出版、2020）かな。
17 國 実際の感染症予防のワクチンも効かない人がいますからね。

JCOPY 498-02098

國松　私が実際に指導するときは、派手な感じでやっていませんしね。地味だと思います。

尾久　結果的に教育になっているんですが、一緒に患者のほうを向いている感じなので、そのときは臨床をやっているという感覚しかないです。教育という感じではないんですよね。

國松　はい。そのほうが早く身につきます。早く身につくと、早くいろいろなことができるようになるので、もっと多くのことを覚えられる。すべて早いほうが良いです。

尾久　机上の空論で教育されることがなかったのが良かったのだと思います。

國松　「空論マン」は常に自分しか見ていません。意識しているのは「教えている自分」なので、つまり自己愛でしかない。

尾久　考えてみると、僕も後輩に対して同じスタイルで自然に教えているなと思います。本当に自然で、いま気づきました。「カンファでコメントする」「患者について聞かれたら答える」「たまに一緒に診察する」みたいな感じですね。勉強会とクルズスはまあいい面もあるんですが、やっぱり実地で困ったりして調べたり聞いたりしたことのほうが、シーンでよみがえってくるというか、はるかに強く残りますよね。

國松　あとは冗談抜きな話ですが、患者への接し方を教えないと、どんなに知識があってもその知識を患者に運用できないです。お勉強止まりになるか、〝診療〟できるかの違いが出るんです。

尾久　たしかに、「こんな感じでこう言えばいいんじゃない？」とか「それでいけそうなタイプだよね？」みたいな具体的な接し方のイメージが、國松先生に相談するときには必ずついているように思います。

國松　そうです。一番詰めるべきは実行可能性(18)です。実施できないと何の意味もないです。コンサルトしたときに、ありえないプランを言われることほどうんざりすることはありませんよね。

尾久　これも「なるほど！」となってできる研修医と、内容が同じでもまったく違うことをやって異なる結果に結びつく研修医がいましたよね。急に思い出してきたのは、國松先生は処方の内容を「メジコン®８Ｔ４Ｘ」とか最初に細かく紙に書いて渡してくれたことです。いま思うとすごい話ですが、ああいうのは実践の基礎力に結びつきますね。基本的な処方がおかし

18 國 feasibility

JCOPY 498-02098

いままずっと来たのだろうなという医師もいるなと思いますし、とても大事なことだと思います。まさにDNAを作るというか、そこにバグがあるとバグったタンパク質(19)しか生成されないので、最初の段階で正しいことを覚えるという意味で、非常に良かったのだと思います。

國松　笑ってしまいますがいい例えです。悪性度が高いとまずいですからね、良かったです。

19 國 そうだった。DNAってタンパク質を合成することを規定しているものだった。

Le détour I

國松　実は尾久先生と私は、普段からこういった対談のようなものを実臨床で対面して折りに触れしているので、今日も言ってみればその延長のようなものです。つい先ほども話していたのですが、その中で出たのは「pseudo⑴ボーダー⑵」についてです。ほとんど新書レベルでも言われていることだと思いますが、要するにちょっと診断しすぎというものです。「ハッタツ」もそうですが、すぐ「ボーダーだ」「またボーダーが来たよ」みたいに決めつける人が少なくないということです。

尾久　「操作性がある若い女性でちょっときれい」みたいな人が来るとすぐ「あれはボーダーだ」とか言う人はいますよね。

國松　ネットの世界で、コミュ障の男性を指してすぐ「はいアスペ」などと言うのと同じです。ボーダーっぽいと「ボダ子」とか言われることも

1 國「偽性の」というような意味です。
2 境界性人格障害（パーソナリティ障害）

あって、若干かわいそうだなと思いますけど。

尾久 「ボダ子」も見かけますけど、でもまあ総称的に「メンヘラ[3]」と言われることのほうが多い気がしますね。

國松 あーすいません、そうですね。「ボダ子」は古かったですね。「メンヘラ」ですね。「メンヘラ」という言葉は見事に確立しましたね。

こういう、よく知りもしないのにしかも誤用して呼称してしまう傾向って実は医療従事者でもそうで、特に少し精神科に興味があって、にわかに学んだタイプの人にありがちです。精神科について知らない人のほうがむしろ健全にバイアスのない見方ができていて、下手にボーダーの存在を知ってしまうとよくないです。精神科で言うボーダーは、内科で言うPMR（リウマチ性多発筋炎）の診断の構図に似ていて、ド素人がチェックリストを使って確かめると全部当てはまってしまうようなところがあります。ADHDとかはそれの最たるものですね。

尾久 診断基準をチェックリストのように使うのはアレですね。

國松 医者が来院した人に対してそうした「当てはめ」をしてしまうと、「この子はそうなんだな」と決めつけてしまう。例えば、自傷行為は何ら

3 **尾** 最近の言葉では「地雷」ですね。

ボーダー特有ではないです。

尾久　誰がしてもおかしくないですからね。誰にだってやる権利も可能性もあります。

國松　そう、「明日は我が身」みたいな〝症状〟なのに、なぜか自傷・リストカットをしているとボーダーだと思ってしまう。たしかにそういった傾向の人が多いというのはわかりますけど。

尾久　オーバードーズもそうですね。救急外来で夜中の3時に搬送されて来たりすると、「またあのボーダーの子が来たよ」となりがちですが、その背景は当然さまざまなわけで。

國松　そうです。こういった使われ方は我々としては少し切なくて、尾久先生とよく話しているのは「本当のボーダーはむしろ、かなりレアだ」ということです。

尾久　ほとんどいないような気がします(4)。推測にすぎないのですが、昔のボーダーはもっと均一なイメージがあったのではないかと思います。「かかわる人を振り回す傾向があり、見捨てられることへの不安があって、リストカットして救急搬送された精神科病院にかかっている少し美人」の

4 **尾** この対談をしたときの僕の境界例に対する認識をいま読み返すと、ずいぶんいい加減だったなと思います。その後わけあってこの領域の論文や書籍を読んだりして人格特性について勉強をしてきましたが、思っていたよりも「最初に言ったのが誰で、そのときはどういう定義で」というところを最初からずっと辿っていき、かつ患者も診る、という層状の理解を重ねていく中で見え方が変化していく一群だなという理解に至りました。「本当のボーダー」と言ったとき、それをどう説明していいのか、今のほうがかえってよくわからないところがあります。

ようなイメージだったと思うのですが、現在は、僕の視野内でということですが、医者を振り回したりオーバードーズやリストカットをしたりする人の多くは「pseudo ボーダー」な気がします。結局、発達障害の特性(5)により不適切な対応や反応しかできないせいで、その表現がボーダーっぽくなったり、知能があまり高くないことで不適切な解決方法として自傷行為に走ったりという人が多いように思います。もちろん、精神疾患が背景にあることもあります。

國松　そうですね、少し未熟な人に対してすぐボーダーというレッテルを貼っているように思います(6)。

尾久　中核的な、みんながイメージするボーダーは少ないのではないかと思います。これは半分くらい空想、半分くらい実体験に基づくのですが、本当のボーダーは、今はネットの中にいるのではないでしょうか(7)。マッチングアプリとか。こうしたものがなかった昔は、彼氏に振られるとそれが大きなイベントとして爆発するようなことがありましたが、今は一人にブロックされても次の男性が次々と出てくる。

國松　リアルな対人関係でブロックされたら、きっとおぞましいほど反応

5 **尾** とはいえこの考えも、発達障害バブルの今特有の発想という可能性もあるかもなと思います。

6 **國** 尾久先生も註で述べていましたが、この対談をきっかけにその後の実臨床における実戦での解像度のようなものが上がったせいか、少し表層的な内容になってしまっていますね。まあ口述の記録なのでそれは揺れがあっていいと思うのですが、ここで言う「ボーダーかどうか」という発想が今となっては少し違っていて。つまり、風合い・要素のような捉え方に個人的には変わってきています。内科でも、逆流性食道炎と機能性胃腸障害が共存することがあるし、またこの両者の割合もさまざまですよね。そういう意味です。

7 **尾** とはいえこの考えは今でも変わっていません。

するわけですが、ネットでしか知らない相手だと逆上しようにもできないことに、天才的に気づいてしまうのでしょうね。つまり、そこで逆上というか、激しく相手に反応したところで成果がないわけです。ボーダーの人は、リアルな対物関係だからこそ反応するのだと思います。

尾久 そうですね、ネットでブロックされても、虚空に向かっていくしかないですからね。関係性の中の病理というか。

國松 パーソナリティ障害は、関係性の障害(8)とも言えますよね。だから、もしブロックをされても何も思わないというと言いすぎかもしれませんが、たぶん、実物の対人ほどの影響はないのだと思います。相手が反応しないので(9)。

尾久 そうですね、何事も例外はあると思いますが、次の人があっという間に登場するのは大きいと思います。

國松 ボーダーの人は、最短の賢い方法をとるので、ブロックされた男性に対して逆上するよりも、他に行ったほうが早いとわかるのでしょうね。リアルな関係で逆上するのは、まだ相手という「人」に期待できるからですよね。何なら彼氏の家に行って玄関先でリストカットしてみせるとか。

8 國 ここですよね。この対談のときと同じ感覚をまだ抱いています。今では、この関係性を「周波数」という呼び方で捉えています。いささか修辞的で申し訳ないですが。このあたりは尾久先生がいつかまたまとめてくれるでしょう。

9 國 「周波数」ですから、相手の周波数が捉えられないような遠隔の状態では、相手の周波数を読み取れないんですね。自分の周波数も伝えられないということで、この状態は無力なんですね。なので、鬼電（あるいはLINEの連投）するか関係を終えるかどちらかということになる。

ネットだと、本当にいるのかわからない、名も知らない相手に対してリストカットをしてもしょうがないです。そうすると、リストカットしたことを誰に連絡したらいいのかと、きっと考えることになります。別のリアルな男性にするという手もあるかもしれませんが、そうせずに、ネット上で探して済んでしまいますよね。自分のつらさをすぐ伝えることができる環境が今はあります。LINEでもいいですが、Twitter でつぶやくなど、発散できる方法があります。Twitter でリストカットする宣言をするような人は〝pseudo〟かもしれませんが、本物のボーダーもなかには混じっていると思います。本物の人たちには安易さとか未熟さはなくて、ある種の賢さがあります。見捨てられることが真剣に不安なので、行動もそれに見合った真剣さがあるというか、気迫が違います。軟弱な pseudo ボーダーと比べると気合いがまったく違います。ボーダーには薬が効かないとよく言われていますが、私からしてみると、彼ら・彼女らは本当に病気・障害なのです。見捨てられる不安であそこまで感情が振れてしまうというのは、やはり病気以外には説明ができないです。

尾久　ボーダーが減ったと精神科ではよく言われていますが、結局はただ受診していないだけなのではないかと思います。

國松　受診閾値を超えない。要するにその必要がないケースが多いということですね。ネット上で共依存できることで解決になってしまうというか、ネット上の男性のほうがむしろちょうどいいのでしょう。

尾久　そうすると結局、特定の人ではないからなのかもしれないです。今までは特定の相手との駆け引きでしたが、今やそうではないのではないか。

國松　はい。SNSや出会い系アプリを医師も相当量熟知しておかないと、ボーダーについては語れないと思いますね。そういう意味で、尾久先生は向いているかもしれません。このことは実際、現場感的にはけっこう差し迫った課題だと思っています。今の世の中はかなり深いところにボーダーが入り込んでしまっているので、信頼できる新たなボーダー論が本当に必要です。「減った」とかのんきなことを言っている場合ではありません。

尾久　そうですね。本当はどこに行ったのか、一度真剣に考えないといけないなと思っています。

國松　リアル対人関係は、その関係を一から構築していかないといけません。もちろん、行きずりの男と関係をもってしまうこともあると思いますが、ネットの匿名とは違う。ネットは早いというか、駆け引きが必要ありませんから。

尾久　マッチングアプリなどの場合、相手側も「ちょっと、早すぎるでしょ」「おかしいよ」とならないのも大きいのではないですか？　たいていのアプリには性的・刹那的な目的で利用している男性が一定数いますから、そういう相手は早さを求めている。

國松　なるほど。リアルの時代は浅い関係だとすぐ相手が他に逃げてしまうからダメだったけれども、ネットだと浅かろうと深かろうと他の相手がすぐ見つかるから、浅くて構わないということなのでしょうね。つまり、出会うときに相手に見捨てられることを怖がらなくていい、ダメなら次に行けばいいようなところがある気がします。

尾久　常に何人か相手が同時進行でいるという形で、自らを守ることができる構造がある。

國松　そうですね。それもネットならではですよね。スマホの便利さのおかげというか、携帯電話がなかったころは難しかったでしょうね。今は連絡方法が格段に違います。

尾久　本当に、何百人診て一人いるかどうか⑩というくらいで、受診しないですね。

國松　SNS、スマホ、アプリのおかげですよ。私が南多摩病院に常勤になったのは2018年ですが、非常勤で来たのは2012年の初めです。そのころは、内科外来の待合いで、金切り声を上げる人がいましたが、全然いなくなりました。少なくとも、常勤で赴任してからはそういう患者の話はあまり聞かないですね。患者の中に、別の理由で怒っている人はもちろんたくさんいますが、いわゆるボーダー特有の激烈な反応をしているような人は見かけません。診察室で医師を一時間くらい罵倒し続けて恐怖のどん底に陥れるような人とか、採血室のナースに強烈なクレームを言って再起不能にしてしばらく出勤できなくさせる事件とかはなくなりました。

尾久　たびたびあったそういうことが、なくなってきてるのですね。

國松　すごくよく覚えているのは⑪、いわゆるボーダーの若い女の子が、年齢的に全然釣り合わないおじさんと一緒に診察室に来たときのことですね。おじさんはというと、もうずっと縮こまってしまってひたすらその女

10 **尾** まあこれも何をもってそう言っているのかという話ではありますが。SNS上で生き延びられる境界例は「かりそめの関係」という距離を置いたつながり方であればそれなりにやっていける人たちで、ある程度までは機能がいい一群だなと思います。

11 **國** 後でも言及していますが、ちなみに南多摩病院ではありません。先に言っておきます。

性におびえていました。それで、「どうされたんですか？」と聞いたら、女性がおじさんに「お前が言え」みたいな感じで、どうやらカップ麺を食べたら女性がおなかを下したらしく、そのカップ麺の製造責任者であるおじさんを連れてきたということでした。かなりやばいですよね。國松に何を求めているかというと、「カップ麺のせいでおなかを壊したのかどうか言え」ということでした。

尾久　不適切かもしれないですが、天才という言葉を使いたくなることがしばしばあります(12)。

國松　本当に天才的すぎですよ。実はこの事例は南多摩病院よりももっと前の経験(13)ですね(14)。私がまだ今の尾久先生よりも少し若いくらいのころです。だから、私も普通にそのボーダーの雰囲気にのまれてしまった。いま思えば、矢面に立たされたのはその責任者のおじさんで、私が直撃されてはいないのだけれど、それでもやっぱりゾッとする感覚がいつまでも残るというか、そういう部分にボーダーの一種の天才性を感じました。明らかにモノが違うと思います。それに気づいて、これまでにかかわった精神科の先生とかに聞いても、そのとおりだとおっしゃいますね。精神科の

12 **尾** 当然すべての境界例に「天才性」を感じるわけではなく、一部の境界例に「天才性」を感じるわけですが、ではその「天才性」とこのとき僕が「不適切かもしれない」と思いつつ述べたものはなんだったのだろうと考えてみると、それは「投影同一視」のことだったのではないかなと思います。つまり、相手の心の中に或る感情を喚起させ、行動させてしまうような力に「天才性」を見たのかもしれません。しかし、少し不用意な感性の開き方だったなという気もしました。

13 **國** そうすると、やっぱりボーダーが多かったのひと昔前なんですかね。このエピソードも、3・11より前だった気がします。

14 **國** そしてまたいま改めて考えると、やっぱりTwitterやマッチングアプリの影響は大きい気がしてきました。時系列的にも。

先生は、さすがといったところでいろいろなことを教えてくれるので本当に助かります。ボーダーだけでなく、アスペルガーとかも、本当のアスペルガーの人と世間の「アスペ」とは雰囲気というか、「宇宙人感」がまったく違いますよね。pseudoアスペも本当にたくさんいます。

尾久 いますね。pseudo ADHDが多いです。

國松 そうですね。さらっと誰かに言われたことがあるのですが、能力が高くてアクティビティが高いような人は、行動が多く処理量も多いからADHDだと思われてしまうことがあるらしいです。チェックリストみたいなのを見て自分に当てはめて、自分で自分をADHDと言っている人にはそれが多いのではないかなと思います。〝pseudo〟は全体的に増えてきていますね。

尾久 はい。pseudoボーダーは、実際はただ知能が少し低いだけの人だと思って対応すると、わりと簡単に、仕事を変える提案などで解決するのに、本物のボーダーだと思って対応すると逆に難しくなってしまうことがあります(15)。そのせいで振り回されてしまいます。

國松 それって端的に言うと、見立てを間違えている(16)ということです

15 **尾** これも誤解ないよう補足しておくと、介入するところを間違えているということです。

16 **國** ちゃんと私が指摘していましたね。

JCOPY 498-02098

ので医師として致命的なことですよね。精神科ではなく、他の診療科に置き換えて考えてみれば、髄膜腫とグリオーマを間違えているようなもので、まったく違いますよね。だからそこはちゃんとしてほしいです。

尾久　かなりの間違え方ですよね。やはり、内面を触るというのはそれなりに侵襲性のあることだと思うので、内面を触っていい人かどうかは慎重に判断しなければいけないと思います。

國松　その意味では、何も手をつけないでいるのも、間違ってはいないのかもしれません。下手に介入してしまう医療者のほうがまずいとも思います。

尾久　たしかにそうですね。でも、何と言うかそういった段階を経て、何がまずいかわかるようになるというのはあるかもしれないです。

國松　そうです。私自身、最初のころはやり方が下手で、時間もかかりました。例えば、尾久先生がいま診ている思春期の不調でも、何回かの面談で終結できるケースがありますよね。そういうのも、おそらく達人がやると1回の面談で終わったりするのだと思います。つまりはそういうことなんでしょう。今の例えで言うと、先生はそこを目指していて、そのプロセスにはやはり、「なんか少し間違ったな」という失敗もあるということです。

尾久　それはありますね。1回で解決というのはなかなかできないですね。

國松　難しいですよ。見立てて、納得までもっていくのですから簡単にはできません。でも、5回の面談だったのが3回や2回になるとか、そういう風にはなるはずです。

尾久　終わることができるというのは良いことですよね。もちろん1回で終わるのが必ずしもいいと言っているわけではないのですが、達人の手にかかると、パッと終わってしまうことがある。

國松　そういう診療もあるということを知らないと、診療の幅は広がらないですよね。

尾久　「いったいどんな子が来るのだろうか」と怖いじゃないですか。私が以前みた達人の外来も、「大変なことになるのだろう」「何回も診なければいけないだろう」と思っていたら、1回で終結したのですごいと思いましたね。

國松　そうですね。見立ては本当に大事です。それにしても、やはり面談は侵襲性が高く、そこは留意すべきポイントですね。

尾久　内科でやっていい深さと、精神科でやっていい深さは違うと思います。導入が難しいので、精神科でやる部分を内科でやってしまうと、それはちょっと違うと思います。

國松　はい。知っておくというのは大事だけれど、行為として実際にやってはいけませんよね。それは、外科系の処置と同じと考えるとわかりやすいです。例えば、内科医である私が外科系のことをどれだけ学んで知っていてもそれは良いと思いますが、開胸手術とか普通にしてはいけないですよ。ステントグラフトとかやるのも、やはり技術と信用の問題があるのでやってはダメですよね。耳鼻科の本を読んだだけで鼓室形成術とかやるわけにもいきません。それと同じで、知っていることとやっていいことは違います。侵襲度が高い行為というのはそういうものです。

尾久　内面に触るというのはけっこう危ない行為ですね。

國松　ただ、これを強調しすぎると、「思春期はやっぱり診ないでおこう」という風潮が流布してしまいかねませんので、本書でテーマとしている思春期をどうにかするうえでこれは重要な問題点になりますね。

尾久　でも、逆に我々の内科外来での思春期診療では、触れないというかそんなに内面を触りませんよね(17)。

國松　ああ、そうですね。（患者である）子ども側が開いてこないので、触ろうと思っても触れないです。

尾久　あと、逆に洞察が進まないような気がします。

國松　侵襲性が問題になるのは患者側が開いてからかもしれませんね。たしかに思春期は開かないですね。そういうときの私のやり方は、少し抽象的表現ではありますが、開かないまま進めています。

尾久　内科でやるには、開かないまま診ていくしかないと思います。

國松　開かれても、先ほどの侵襲の問題で、「開かれたからじゃあ内面に触れるようなアプローチをしよう」とはならないです。患者が開いてきても、検査をガツッと介在させたりして、内面を触るとは違うことをします(18)。逆に開いたことで終わりになる子もいるかもしれないので、そこは気にしますね。自分の立ち位置、患者との関係性は常に意識します。

尾久　そうですね、距離感はポイントですね。だいたいの場合は、こちらがうまく終結させるというよりは、勝手に自分で何か出口を見つけて消え

17 國 ああ、これは至言です。重要な指摘です。

18 國 このあたりは、柔道で言う組み手争いですね。駆け引きです。一辺倒のアプローチではダメということ。

ていくパターンが多いです。バイトだったり趣味だったり、Twitterの友達だったりで、いい人や場所を見つけたので受診を終わりにしましたというケースが多い気がします。

國松 そうなると、要望のようなもの(19)を見逃さないようにかかわる感じですかね。

尾久 たぶん、これを児童精神科やスクールカウンセラーの人が読んだとしたら、「そんなことあるか?」と感じるかもしれません。でもそれでもいいと思います。我々は、そういった方々が診る子たちよりももっと前の段階を診ているので、少し違う気はします。

南多摩病院の内科外来

國松 我々はあくまで、かなり内科外来的な目線での話になりますよね。それを驚きとともに広く役立ててもらえると良いですね。内科外来という門構えでは、いま言ったような人が来るということです。間違っても「内科で発達障害を診ちゃってるの⁉」などと思わないでほしいです。

19 國 何を望んでるか? という意図で言ったのかな。思い出せないのでとりあえずこのままにしておきます。

尾久　逆に、我々が診ているからそういう子たちが来るんだとか、好んでいるからたくさん診ているんだというバイアスを指摘する人もいるかもしれません。ですが、実際には南多摩病院は、来る患者はけっこう均一というか、自然な母集団から大きく外れるケースはないと思います。こんな言いきっていいのかわかりませんけれども。

國松　それはそう言っていいと思います。なぜなら、八王子という場所的に、大都心ではないけれどもそれなりに人はいて、適度な街だからです。ド田舎でもなければ都心でもなく、市内には分院ではありますが2つの大学病院があり、また当院・南多摩病院も当たり前ですがクリニックではなく小さな総合病院、そして我々が座っているのは精神科でも小児科でもなく内科の外来です。社会的、医療的な区分では一般内科外来と小児科の線は16歳ですが、南多摩病院でもそのラインを使って、受付の時点で機械的に振り分けています。症状を聞いて内科的問題であれば一般内科外来の担当になり、誰が診るかはバックヤード(20)が振り分けてくれます。

話が長くなりましたが、我々が初診外来で相手にしている集団にバイアスがあるとすれば、そのバックヤードのナースの判断だけでしょう。そこ

20 國 その日のリーダーナース、受付をした看護助手あるいはナースからなる、ひとつのチームとお考えください。内科外来の診察室よりも奥で仕事をしているということでこの呼び名です。

JCOPY 498-02098

に辿り着くまでは、別に私たちが私たち自身で特別呼び込んでいるわけではなく、病院ウェブサイトを見てもわかるとおり、こういう思春期年齢のお子さんも来てくださいとか、いっさい宣伝をしていません(21)。

尾久　そういう意味では、かなり偏りのない母集団と思っていいですよね。

國松　はい。だから、有病率というか、当院内科外来に初診で来る患者の疾病のバランスはかなり一般の母集団を反映していると思います。これは内科的発想かもしれませんが、自然な母集団というのは、胆管炎でも肺癌でも、あらゆる病気の発生率はいわゆる教科書や文献で言われてるとおりの値に近づきます。入院患者をみれば高齢者、誤嚥性肺炎とかが多く、たまに稀な疾患の人もいるといった感じです。内科外来でもときどき、「熱で診ていたけど白血病だったから専門医に送らないと」というケースもありますが、当然それが毎週あるわけではないです。一方、関節リウマチは白血病よりは多いですが、毎週リウマチが発生しているわけでもないです。比較的アンコモンなものでは、多少ＰＭＲやＧＣＡが多いということはあるかもしれませんが、再発性多発性軟骨炎とかはめったに見かけませんよね。

21 國　この本を出版することで、宣伝になって、多くの悩める思春期の子たちが来てしまうとバイアスになってくるかもしれない。それでも歓迎ですけれど。

尾久　そうですね、疑うことはあっても。

國松　なので、もちろん正確に統計を取っているわけではありませんが、初診外来に限って言えば、分母に対して適切な有病率だと思います。むしろ、尿管結石は最初から泌尿器科に行くとか、頸椎症っぽければ最初から整形外科に行くとか、その程度のバイアスです。内科ではなく南多摩病院全体で見てしまえば、より平均的な集団だと思います。そこに思春期の子たちがやってくるわけで、「國松先生がいるからでしょ」とか、「尾久先生は精神科医だからでしょ」という偏りはないんです。

尾久　そうですね、誰も僕の存在を知って、それを目指して来ているわけではありません。

國松　私も病院ウェブサイトでまったくそういった宣伝をしていません。そもそもわざと初診外来も國松という名前を担当医表に載せていません。その日に集中してしまうと困るので、病院側の提案でそういう対応になっています。これはすごいことですよね。普通、病院はたくさんの患者に来てもらいたいので名前を載せたいのでしょうけれども、「そうすると國松先生が大変ですよね」と言ってくださっています。患者から指名できないシステムになっているんです。申し訳ないという気持ちもありますが。

尾久　完全にブロックするのではなく、必要があるときには、バックヤードが患者に来てもらう日を指定して、國松先生のいる日にしますよね。

國松　すごくいいチーム医療になっていますよね。バックヤード含め、全員で診ている気がします。

尾久　最近、毎週16か17歳の女の子がよく来るのですが、これはバックヤードが選んでいるせいでしょうか？　半年前はなかったことです(22)。

國松　いや、最近多い理由はやっぱりコロナの影響じゃないですか？　あとは、若い子を振られがちになったというのは、具合の悪い若い子が増えたからでしょうね。普通なら、若い子は病院には来ませんから。病院は本来、高齢者の集まる場です(23)。

尾久　たしかにそうですね。高齢者が朝8時くらいから、まだ病院が開いてないのに並んでるようなイメージですね。

國松　まあ、南多摩病院は建物自体が新しいから、若い人が来やすいのでそのバイアスはややあるかもしれません。繰り返しますが、ある程度、一般的な集団を反映していると思います。私のイメージする典型的な思春期

22 國　この対談から半年くらいたちますが、まだ普通にこの傾向がありますね。

23 國　誤解のなきように言えば、高齢者の受診は多いですよ。病院ですから。

外来や児童精神科の外来は、だいたい初診の予約が3ヵ月待ちです。

尾久　ああ、それはどちらかと言えば患者からよく聞きますね。僕のところに来た人にも、「いろいろな精神科・心療内科のクリニックに電話を掛けたけど、どこも半年待ちだった」とよく言われます。

國松　半年待ちはざらですよね。あと、児童精神科外来は第2・第4木曜日しかやってないみたいな感じで、初期設定の時点でかなり限られているのでどんどん予約が埋まっていって、外来も忙しくなって、再診も間が空きぎみになるからフォローも密にできないというのがありがちですよね。

尾久　めちゃめちゃありがちです。

國松　だから、初診まで時間がかかる場合は、その子たちは病状の度合いが濃くなってから受診する、まあ言ってしまえば「本当の子」だけが受診します。pseudo の子はあきらめるというか、まだちょっと頑張ってみようと、そこまで待ってまで受診することはない。あくまで構図としてですが。

尾久　たしかにそうですね。

國松　だから、「これはさすがにもう無理でしょう」というレベルの子が結局受診に至るので、児童精神科の先生が診ても「これは入院だね」となって……

尾久　何ヵ月間か病棟の雰囲気が変わる、みたいな感じですよね。それで病棟で退行して大暴れするとか、我々がさすがに内科外来ではあまり見ないタイプの子ですね(24)。

國松　本当は、児童精神科の先生たちこそ、もっと門戸を広く開きたいのだろうけれど、いかんせんいま言ったような枠組みだと難しいですよね。結局、小児科医も、児童精神がどういうものか知っているだけに、「自分が診るのは無理」と考える人は多いはずです。

尾久　児童精神は大人の精神科医としてもかなり難しそうだなと思ってます。

國松　そうでしょうね。大人の精神科でも最近「成人の発達障害」が何かと話題になっていますが、過剰診断の話だったり、発達障害を診ない精神科医の話だったり、そういう話題が多い気がします。

尾久　そうですね、一方で児童精神科の先生は、発達障害の話をよくしている人だというイメージがあります(25)。

國松　それは意識せずに話しているのでしょうか？

24 **尾**「あ、ちょっと違うかもしれない」といま読みながら考えました。この対談をしてから現在までに、あちこちの内科を受診してだいぶ時間がたった思春期の診療を南多摩病院でする機会が増えたのですが、たしかに初診よりは難しくなっているものの、介入するポイントが最初に増えるくらいで本質的に大きな違いはないと思いました。そうするとここで述べたやや世間知らずな僕の児童病棟の印象は、もっと違う経路由来なのかもしれません。

25 **尾** なんですかね、この偏見。でもそんな気がします。

尾久　あまり詳しく知りませんが、そんな気がします。そして、我々が診ている子たちはまったく発達障害ではないです。そこが面白いですよね。もちろん、たまにいることはいますが、だいたいは普通の子たちです。

國松　あるとしても、それこそ看護師でもさばける特性レベルのもので、障害までいっていない。逆に言うと、「障害」にまで至るケース自体が稀なのかもしれません。本来、発達障害の人数自体がそこまで多くないはずです(26)。だから、内科外来にやってくる人はせいぜい特性レベル止まりなのでしょう。これは良い意味で言いますが、児童精神科医は、「〇〇障害」の子たちを診る先生なのだと思います。

尾久　ジェネラルな外来の後ろにある、本当の専門外来という位置づけですね。

ジェネラルと専門の関係性

國松　精神科でも内科のようにジェネラルと各科専門診療という考え方を導入してほしいですね。わりと幅広くいろいろ診る精神科医と、発達障害

26 **國** ただし、「特性」「傾向」を含めれば非常に多いと思います。

の先生、何か別の障害の先生のように分けて、本当に「障害」を診る先生には特性レベルの患者は振らずに過負荷を除く。「この人はちょっと発達っぽいところがありますが、特性レベルなのでこっちで対応しますよ」というジェネラル精神科医がたくさんいたら良さそうですよね。こういったテンションの人はなかなか見かけません。やはり、精神科という専門を志したからには、専門性を極めるために「障害」を診る先生になります。

尾久　私の考える精神科医のものの見方というのは、何はともあれまず統合失調症かどうか考えるというものです。精神科病院で診療のコツをつかんだような人に多い発想なのかもしれませんが、基本はとにかくまず統合失調症ではないかどうか。明らかに別の病気ということもありますから毎回考えないにせよ、鑑別となったときには直ちに思い浮かべる状態にしておく。僕が普段思春期の子を診るときも、まず統合失調症かどうかを考えます。これは、精神科医としては健全な態度なのではないかと思います。

國松　たぶん、どの専門家もそうです。「自分の専門を見逃すのはさすがに……」となりますから、まずそこから確認します。私も、後から「先生、あの患者はリウマチでしたよ」と言われたらすごく焦ります。リウマチは有病率が高いので、バリエーションが多くたまにそういうこともあります。「外れ値も含めてコモン」という位置づけです。だから、先生がまずシゾかどうかみるのは正しいです。

尾久　「成績が落ちたか」とか聞くのですが、実は意外と他の原因でもみんな成績は落ちるのですよね。

國松　そうそう、実はみんな落ちますね。雑誌とか(27)だと「成績が落ちた高校生に注意！↓統合失調症を発症しているかもしれない」みたいに書かれていることがありますが、そうとは限らない。

尾久　ありますね、「ワンポイント！」とかボックスで囲んである。

國松　読んだ人たちがそれを真に受けて、成績が下がった17歳くらいの子をみんな精神科に回してしまう(28)。それで、精神科医も診療のレベルは不均一なので、極端な例で言うとシゾかどうかだけしか診ない人もいるかもしれません。思い切って言ってしまうと、これは能力の差ではなくて、精神科医自身にも発達特性があるからです。ＡＳＤ傾向のある精神科医は、最初のシゾかどうかだけの鑑別ツリーしかやらなくて、シゾじゃないほうになった患者は全部一緒にして有事再診という名の終診にしてしまう可能

27 國 なぜかこのときは雑誌が思い浮かんだんですが、別に雑誌に限らず、講義での言説ですとか書籍でもいいです。

28 國 精神科に回すのは別に良いですね。謎に「心身相関」とか言い始めて、謎の認知行動療法をやらすとか、下手に家族を全員呼び出すとか、マインドフルネスがどうのこうの言い出すよりかはマシかもしれません。初手としては。

性もあります。

尾久　極端に聞こえますが、実際にそういう感じの精神科医もいます。「他の病院では、あなたは何の病気でもないと精神科の先生に言われました(29)」と話す患者がいることは、けっこうよく聞きます。

國松　あれは、医師のASD傾向だと思いますね。その先の鑑別のツリーをしない。自分が見えている部分だけの診察しかしない。精神科医の特性も言葉にすると面白いですね。

尾久　かなり多いですね。統合失調症、うつ病、双極性障害、パニック障害あたりだけチェックして、それ以外はどれかに収束させてしまう。

國松　そうすると、期待して精神科にコンサルトした総合診療医などは落胆しますね。

尾久　我々が内科外来で診ている思春期というのは、半分くらいは最初からいわゆる思春期特有の不調だとわかるのですが、けっこう最初はおなかの触診やラボデータを取ったりして、CRPが弱力価陽性だったりすると、CTまで撮って虫垂炎かもしれないみたいに思う人も意外といます。不調の最初の最初を診ているわけで、それが他とは違うのではないかなと

29 尾　一部の学派の立ち位置として、病気と「そうでないもの」を分け、「そうでないもの」は、自分でなんとかすべき、というスタンスで向き合っている先生たちもいるようです。本人に自立の感覚を育てるという方向性の治療なのだと思いますが、それで失望して受診しなくなる人というのは当然いて、そういう人をどのように支えるか、という視点も重要なのだと思っています。

思いますね。先ほどの深さの話で言うと、浅く診てから深くやるという感じで、深さの段階が変わっていくというのが我々の外来の特徴だと思います。

國松 そうですね。自在に変えています。内科の本質は、「ジェネラルであることを内包している」ことなので、そういった柔軟性というか、やり方を変えて良いというか、診療するこちらもそれが楽しいような部分はありますね。でも、児童精神科医の方々は大変です。啓発もしたいし、医師も増やしたいけれど、そううまくいかない部分はありますよね。うまく門戸を広げられると良いと思うのですけれど。

我々2人の共通の知り合いである成育医療研究センター神経内科の早川格先生は、「小児科医はもっとその閉鎖を解いて広く診るべき」と小児科医にいつも苦言を呈しています。自身は小児科医なんですけどね。専門は小児神経ですが、たぶん普通に成人内科は何でも診療できます(30)。いや、これたぶん本当です。できるかどうかは別にして、少なくとも年齢は気にしてないですねたぶん。彼は常々、「子どもと大人で何が違うんだ」と思っており、1歳からは全部同じだと言っていました。1歳未満は小児科医しか

30 國 本人にまったく確認していません。

診れなくても仕方がないけど、それからは同じだというので、「さすがにそれは勘弁してくれ」と私は答えました。私は、医師会の1歳半健診とかをやることもあるけれども、診療としては無理だと伝えたら、3歳なら診療はどうかと聞かれました。「それもきついなあ」と言ったら、小学校に上がる6歳ということにしてくれました。「子どもは小さな大人ではない」と我々は医学部で教わるけれども、「子どもは小さな大人である」と私たちはいつも豪語しています(31)。子どもも大人も、ひと続きの人間ではないかということです。

尾久　16歳の誕生日を迎えた瞬間に別のものに変わるわけではないですからね。

國松　そうです。16歳を迎えた瞬間に変身するわけではないという、当たり前のことを言っています。要するに何が言いたいかというと、成人の内科医と小児科医がもっとオープンにディスカッションすべきなのです。早川くんのレベルになると、いつもやっている小児科医だけでのディスカッションだとぬるいのです。例えば、子どものリウマチ性疾患を診ているのであれば、成人のリウマチ科医も混ぜてディスカッションすべきだとい

31 國 豪語も何も本当なのでまったく盛っていない。

う、本当に当たり前で、なのにできていないことを彼は指摘しています。これはたしかに問題です。実際、私は彼以外の小児科医の先生からリウマチ性疾患で相談されたことはめったにありません。私が家族性地中海熱を診はじめたので、自己炎症疾患を診ている小児科医から相談されることはあったり、国立国際医療研究センターにいたころは、希少性疾患患者が多かったので相談されたりすることもありましたが、今は基本的にほぼないです。国立国際医療研究センター時代に小児科の先生に相談されたケースは、自己免疫性リンパ増殖症候群（ＡＬＰＳ）という、相当レアで、私も正直それまで診たことがなかった症例でした。

尾久　さすがにすごく希少な症例もあるんですね。相談してくるのはどんな先生なのですか?

國松　スーパーローテ必修以降の若手です。それより以前の世代では、全体的にご自身の考える小児科学にすごくプライドがあるというか、ともすると閉鎖的というか、小児科医と成人医の間に議論の必要性はないかのように言われることもあります。ＮＥＪＭのMGH case recordsで、たまに新生児のケースが入ってきて、内科医として最初はウッとなるのですが読んでみるとすごく勉強になります。だから、臨床医学として一貫するものがあるはずだという姿勢で読みます。とにかくまあ、数稽古ですね。

数稽古の話

國松　数稽古は大きなポイントなのでもう一度ここで強調しておきます。私がこれまで国立国際医療研究センター時代を含め送り出してきた研修医への指導経験からして、選り好みをした研修医としなかった研修医とですごく差があると思っています。しかも、いまだによく覚えています。10年前の初期研修医で、今だとそれなりのポジションになっている人も、「あのとき髄膜炎の患者を振ったけど断った研修医だ」と記憶しています。

尾久　そういう人は10年目になっても同じ態度なのでしょうね(32)。

國松　私は特別、根にもつタイプではないと思うのですが、大事なことだからこそ覚えているのだと思います。いわゆる意識高い・低いの問題ではないと思います。尾久先生は1ミリも、1Åも断らなかったですよね、当時。他にもそういう先生がいて、それもすべて覚えています。

32 **尾**　まあこれは、体調が悪いとかそういう理由で断る人の話ではないです。念のため。

尾久　たしかに、1Åも断らなかったですね。

國松　断らない・選り好みしないというなかにも、「表情ひとつ変えない」「ちょっと1秒くらい考えて、でも断らない」とか、いろいろな階層があります。

尾久　逆に自分から取りにいきすぎて、救急外来でチーフレジデントから止められる人もいましたね（笑）。

國松　選り好みをしなさすぎて、逆に相対的に私のほうが選り好みをして振っていたということもありましたね。選り好みをした人に対しても、別に見放したり指導法を変えたりすることはないですが、もったいないなあとは感じました。でも、そういった傾向は失礼ながら治らないのでしょうか。今、7年目とか10年目になっていて、研修医の先生方に「こういう患者診たことないでしょ、受けもってみる？」といって体《てい》よく自分はやっぱり診ないようにしているのではないかと思います。

尾久　僕は逆に、振ることができないのが悩みです。一見つまらなそうに見えても、実はめちゃくちゃ興味深い症例だったらどうしようと思って、自分で診たくなってしまう。

國松　岩田健太郎先生が「結核性髄膜炎は100例診ないとわからない」とどこかでおっしゃっていました。結核性髄膜炎を100例診ることってほぼ不可能ですよね。でも、言いたいことは同じで、次元は違いますが発想は同じ、つまり数稽古の重要性なのだと思います。満足閾値が高いのでしょうね。

自分で診たいと思うことの他の背景としては、診療していること自体が楽しいということかと思います。研修医の反応を見ると、彼ら・彼女らの未来が透けて見えてしまうことがあります。例えば研修2年目の先生のエネルギー関数を見ていて、2回微分してみるとすんごい加速度をもっていそうだと気づき、また時間ｔで未来方向に積分するととんでもないことになることがわかるのに、現在の積分値がまだ大きくない段階だと、イマイチな指導医がその潜在性に気づかずにマウンティングするパターンがあります。未来の錦織圭だとも知らずに、そのへんの草テニスしかやってないような人が、少し先に生まれたというだけで未来の錦織圭に偉そうにマウンティングするようなものです。私なんか、研修医や新人が現れるたびに脅威に感じますが、そういう感覚、ないのでしょうかね。

尾久　すごい人である可能性もありますよね。それこそ白鵬とか、世阿弥とかになるかもしれない。

國松　すべての偉大な人も、かつては新人です。そんなことは少し考えればわかることなのに、わからないのだとしたら私からすればそのほうが障害(33)ですよ。

尾久　見えていないということですから、視点異常症ですよね。

國松　これは、個別の話のように聞こえるかもしれませんが、構造という意味ではあらゆることに広げられると思います。視点を未来方向に伸ばしてほしいということです。

尾久　5年後とかでいいですから、同じ診療科に来たらどうかを想像してほしいです。

國松　時間軸を右に進めて考えるべきですね。わからないのはやはり視点異常症ということになります。

尾久　「準備の手順が全部できていなかった」みたいな細かいダメ出しが入るんですよね(34)。よく言えるなと、恐ろしい話です。

國松　本当にそう思います。

33 國 ちょっと過激かもしれませんが、そのままにしました。

34 尾 一応言っておくと、この文章の力点は「細かいダメ出し」をネチネチ言っていじめる、という点にあって、前半のカギカッコにありません。つまり、準備の手順を確認することは普通に大事なことだと思っているということです。

尾久　もしかすると自分こそが錦織圭だと思い込んでいる可能性がありますよ。

國松　「俺はウィンブルドンに行けるぞ」と思ってしまっているのか……。先輩に教わって論文とか書いて、「いま良いところにいる」「ウィンブルドン狙えるぞ」という感じなのでしょうか。そう威勢を振るう根拠も、前の日の夜に論文をサブミットしただけかもしれません。その勢いだけで、後輩に対して「俺のようにやらないと錦織圭になれないぞ」という態度をとってしまっている可能性はたしかにありえますね。

尾久　なんでわからないのかを考えていたら、ふと思いつきましたが意外とこの新説が濃厚そうです。自分が錦織圭だから、この後輩は確率的に違うに決まっているという思考でしょうね。

國松　ますます本気で恐ろしい話ですね。長年我々が続けてきた議論の答えがついに出てしまいましたね。すごい人は、絶対に自分が錦織圭だとは思わないですよね。

尾久　むしろ、「知らないから、教えて」と普通に質問するなど、偉ぶるようなところがまったくないなと思います。今、1年目のときにマウントされた指導医を一人ひとり思い浮かべましたが、たしかに覚えていますね。

國松　そうでしょう。尾久先生だって、まったく根にもつタイプではないけれど、それでも覚えていますよね。だからそれだけ大事だし、危険なことなのですよ。

尾久　レジサマ現象は共通ということでしょう。普遍的です。

國松　これは個別の事例・事象について述べているわけではなく、ゲシュタルトレベルを超え、疾患単位になりかねないレベルです。

尾久　その実態は、「自分が錦織圭である思い込み」という1個の理論で通じてしまうレベルです（笑）。

國松　できる上級医はすごく謙虚ですよね。

尾久　入院患者が入ってすごく疲れたと話していたら、すでに自分より上の先生は3人も新患を診ていたとか焦ります。

國松　顔色ひとつ変えてないですよね。あまりにも謙虚なので、逆に警戒してしまうこともあります。

尾久　そう、何も言わずにさらりとやってくださるので、病棟を一緒に回って初めて気づく感じです。

思春期診療のリアル

國松　次に、「思春期の子は、自分のことについて語れるか」という疑問を、テーマとして挙げたいと思います。

尾久　なるほど、たしかにそういう問いは大事ですね。ちょっと解説すると、内科外来にやってくる思春期は多くが16歳か17歳。その多くは女性で、普通に高校に通っています。ただ、ある日突然、自分でも理由がわからず、月曜の朝に起きると気持ちが悪かったり頭痛がしたり、あるいは腹痛や動悸やめまいなどがあり、着替えたけれど行けないとか、電車に乗ったけれど途中で気持ちが悪くなって帰ってきてしまったとか、そういう特殊なことが起きます。次の日は行けるけれども、また行けない日があるということをしばしば繰り返すようになる。それで母親が心配して、一緒に病院にやってきます。場合によっては父親も一緒のこともあります。母親は身体のどこかが悪いのではないかと心配していることがほとんどで、娘は自分の不調についてうまく言えないことが多いですね。なんで来たのか聞くと、「なんだか調子が悪くて」という感じで、どうしたいかというと「学校に行きたい」と答えるようなパターンが多いです。

國松　主訴をうまく言えないというのはそのとおりです。でも学年1位の子だったりして、決してそのうまく言えない理由はおそらく知能の問題ではない。むしろいわゆる学業の偏差値は高いことが多いですね。

尾久　そうですね、成績優秀の子が多いです。部活は入っていたりいなかったりします。あとは、長時間通学の子が多いです。児童精神の外来でどうなのかはわかりませんが、内科で診ている限りではそういった傾向です。要するに、普通の子だけれど突然、身体の症状が出てしまい内科に来る。採血や心電図、X線など検査をすると異常がまったくない。なので、「帰って休んでください」で終わってしまう子たちです。普通はそれで良しとされていましたが、そういった中から、だんだん抜け出せなくなっていく子がいて、不登校になってしまったり、問題が解決できず摂食障害やリストカットを始めたりするようになってしまう子が一部いますね。

國松　順番は、まず身体の不調で、こじれるのはその後ですよね。だから、その身体の何となくの不調のときの医療機関の役割が絶対に重要です。

尾久　そうなんです。内科外来が最初です。

國松　これを声高に言うと、総合診療になってしまう(35)のであまり強調しませんが、極めて大事なことです。不定愁訴的な内科外来で診ている段階で何とかできれば、おびただしい数の子を救えるのですよ。

尾久　普通なら検査異常がない時点で終診になるところを、それでも来週も来てくださいと言って我々の内科外来で再診することで救っている子たちは、おこがましい言い方かもしれませんが存在していると思います。

國松　再診の予約を入れるということは、医者側も何かモヤッとしたものを感じているということですよね。その違和感は例えば、母親が納得していないとか、本人が明らかにうつろな表情だとかいろいろありますが、それを感じ取ることがまず大事です。何もしない先生はそこで終わりにしてしまうと思いますので、その再診予約という行為・行動自体が大事です。

尾久　本人も、「検査異常がないのであれば安心です、なんとか対処法を見つけます」と言ってすっきりした様子で、母親も「良かったわ、安心しました」ということであればそれで終診でもいいかと思います。

國松　その答え方の中にもいくつか階層がありますよね。本当に心の底から安心してすっきりして帰る親子もいる。「なんだ、良かったじゃない。

35 國　ここの意図は、この対談や私の役割が「総合診療の啓発」にないというものです。

せっかく来たし胃薬でももらっていく？」とか言って、こっちも思春期だから警戒したけど、「めちゃくちゃいい親子だったな」とホッとするようなことはあります。一方でこじれる人もいます。

尾久　あとは、主訴は違えど何となく同じ思春期親子のノリで、熱が出るとか言って母子でやってきて、診察したら普通に菊池病だったとか、まったく別の疾患だったりすることもよくありますよね。伝える内容が、「何も異常ありません」なのか「たぶん菊池病だと思います」なのかの違いだけで、そういった場合とまったく変わらないです。

國松　つまり何が言いたいかというと、身体の器質をちゃんと診るという基本をきちんと行いましょうということです。思春期だからといって特別なことやかっこいいことをしようとしなくていいですよ。

尾久　恥ずかしがらずに、器質の精査をきちんとやることです。「絶対何ともないのに検査するのはダサい(36)」という風潮がありますが、あれをかき消さないといけません。

國松　そうです。絶対に壊滅せねばならない風潮です。先ほどのマウンティングとも通じますが、「それ本当に疑ってるの？ その検査全部やっ

36 **尾** あるいは「間違っている」「許してはいけない」という態度もそうです。若くて、腹痛が非特異的で、熱も微熱程度で、心因がある、とかそういうコンボだけで検査前確率を低く見積もって、検査を希望してきた親子を叩き返すというのはリスクの高いストラテジーだと思います。心理的なもので腹痛が出現している子が、菊池病になることもあるわけで。

ちゃうんですか？　へー」みたいな感じのやつです。「1年目のときにそうやって習ったの？」とか、全部同じ口調(37)になるのが面白いですが、実際こういう風に言います。ＤＳＭで定義できるレベルで、みんな口調が同じです。

尾久　誰しもがこういう感じですね。集団を形成しています。

國松　普通の人はこういう言い方はしないので、特異的ですよね。「君は1クール目何科だったの？　ああ、じゃあしょうがないね」とか平気で言えるタイプです。

尾久　「病棟まだだもんね」とか（笑）。

國松　あるあるを超えて、ゲシュタルトからＤＳＭ、定義できるレベルに昇華しましたね。

尾久　思春期の子が主訴を言えないという話に戻しますと(38)、これについては僕の考えだと、パターンがいくつかあって、まずは母親が言っていることをそのまま言う、コピーするタイプです。「動悸が心配で」とか、具体的な症状を言うのですが、本人が感じているというよりは母親の指摘することを言っています。

37 國 このあたり多少辛辣ですが、中途半端な〝指導医しぐさ〟ということで。
38 國 戻してくれて、ありがとうございます。

國松　私がそれを聞いて思ったのは、むしろちゃんと主訴とか症状を言えてしまうというのは、その時点で過剰適応しています。思春期年齢では、言えないほうが正常、言えないくらいでいいのではないかと思います。すごいちゃんと言える子には、なんでそこまで言えるのか心の中で疑問を抱くようにして、警戒レベルをひとつ上げる気がします。年齢に見合った幼さ、未熟さがあってほしいわけです。それを頭の中でランクづけ、レベル分けしています。例えば、「高2で、進学校に通っていて、いま目の前で見た母親との関係性から考えたら、こういう大人びた言い方をしてもありえるかな」という場合と、「明らかにそれはおかしい、過剰適応だろう」という場合があります(39)。

過剰適応は、内科医としての私の考えでは、「処理されなければその負荷分は持ち越されるだけで消えないもの」という認識です。身体にとっては良くないものだと思っています。例えば、大人になってから身体症状に悪影響をもたらします。適切に甘えられた、あるいはうまく親離れ・子離れができた、などのプロセスや反応がないと、冗談抜きで40歳、50歳になっても、その影響で身体症状が出てきます。普段大人を診ている中で、症状

39 國 医師側も重要で、主訴が「お利口さん」に言えてしまう思春期の子を、あまり褒めすぎてはいけません。「うぁ？ ちょっときれいに言えすぎてない？」くらいに、表情だけは納得いかない表情をして見せて、その子を少し戸惑わせるくらいにしたほうがいいかもしれない。かもしれないだけです。

制御が難しい患者には、過去の話を詳しく聞きます。そういうことを繰り返して気づいたのは、思春期のときに、特に親との距離感が適切でなかったような場合は、何らかの影響が、45歳とかを過ぎて身体愁訴として現れることがあります。必ずしも思春期終わりの直後じゃないというか、すごく時間がたってから、時限爆弾のようにタイマーは作動し続けて、中高年になってから影響が出ることもあるのだなと思います。

尾久　なるほど。僕のイメージでは、箱に閉じ込めていたものが、それを呼び起こさせるような何らかのカギとなるイベントを契機にパカッと開いてしまって、封印していた魔物が飛び出してきちゃったような状態です。

國松　なるほど、それは面白い。何もなければその箱のままということですね。

尾久　対応には2つあり、パタッとまた閉じる方向に話を進めるか、開いて飛び出ているまま、どうやって生きていくかを一緒に考えるかです。

國松　それですと私のやり方では後者をとっています。自分も腹をくくって、47歳の男性患者であっても私との通院で思春期を通過させてあげます。

尾久　なるほど、でも大変ですね。

國松　はい、大変です。だから理想としては前者の、違うやり方を知りたいです。今は試行錯誤した結果、ベストではないけれど後者をしています。

尾久　パンドラの匣が開いてしまうんですよね。でも、こういったものは誰もがもっていると思います。

國松　そうかもしれない。開いたことに気づいていないから不定愁訴化するのかもしれないですね。いい大人だから、認識できていたらきっと対処ができると思います。わからないから振り回されて、身体愁訴になってしまうのではないでしょうか。

尾久　特に内科は不定愁訴、身体愁訴ですよね。

いつまでが思春期か

國松　冗談抜きで、これは高齢者でもあることです。すごくベタな言葉でいうと、いわゆる箱入り娘のような89歳の女性が大真面目な顔で私に、「口の中が痛いの」と繰り返し不定愁訴を訴えるわけです。

尾久　なぜか口の中が痛くなる女性は多いですね。

國松　たしかに口の中というのは別のテーマとして大きな問題です。それで、この高齢女性はというと、すごく未熟な印象なのです。簡単に言うと、成熟せずにここまできてしまったので、身体の症状の処し方を知らないのです。これを一から89歳の女性に教えなければならないという医療者の激しい前途多難感は計り知れないです。今、私は淡々と話していますが、現場ではやはりどうしてもこちらの多少の苛立ちは出てきます(40)。相手はいわば人生の大先輩で、こちらが教わりたいくらいなのに、症状の対処を教えなければいけないというのは、ある種のつらさがあります。

尾久　そういうことはすごくありますね。逆に、そういうことの対処に慣れている高齢者は、「湿布を貼ったらすっかり良くなったわ」みたいに解決しますよね。

國松　そうそう、慣れている人はそうなんです。ある意味、人生経験ですね。それを知っているからこそ、全国にそういった対処をする医師はたくさんいるわけです。私たちは今、あえてこれを言語化していますが、医師たちは自然に、言語化せずにやっているのです。悪く言えば、「とりあえず湿布を10パック出しておけば黙るおばあちゃん」と表現できますが、丁寧

40 國 治療者の「なんでうまくいかないんだろう」という苦悶や葛藤のことを指しており、このような患者が去ってほしい・来てほしくないという意味ではありません。

に言語化すればいま言ったようなことになります。どうすればいいか、本人がわかっているということなのです。

尾久　ちゃんと年齢相応のおばあちゃんとして、どうすべきかわかっているということですよね。

國松　不定愁訴の診療で苦労している身からすれば、本当にすばらしいことですよ。スミル®スチックを塗りたくるなり、ルネスタ®1mgを半錠投与でありがたがるとか、たぶん効かないだろうという方法であっても、本人がそれぞれの効果的なやり方をちゃんと見つけています。「私はあれが一錠だと本当にダメなのよ、半錠がちょうどいいの」とかおっしゃる人もいます。エビデンスどうこうとか、医師がどう思うかよりも、本人にとって必要な治療こそ大事な治療ですよ。

尾久　何なら、病院に来ていないおばあちゃんを想定すれば、市販薬やその家に伝わるお茶でなんとかすることも多いのだと思います。

國松　そうです。それを一個一個エビデンスや正論で叩き潰すのは医者の単なるエゴですよ。そういう「本人なりの対処がある」のを知ることは重要なことです。

尾久　お茶がいいとか、塩がいいとか、首に何か巻くとか、それで良くなる人もいるので、一見うさんくさくても、民間療法(41)にも一定の存在意義はあるわけです。

國松　ただ、医師側から勧めてはいけませんよ。聞かれたら答える、否定しないという程度です。

尾久　それはそうですね。特に高齢患者に多い質問に、「サプリを飲んでいるけれどどいいですか」というのがありますよね。昔は、やっぱり何が入っているかわからないので飲まないように指導していましたが、最近は主訴に関係あるとかよっぽどでなければ本人に任せています(42)。

國松　そうです、すぐに否定してはいけないですよね。普通に正しいかもしれませんしね。

　サプリについてどう答えるか、尾久先生に必勝法を教えます。本当は飲んでほしくないときもありますよね。否定はしないけれど、積極的な肯定も嫌なときがあります。どうするかというと、そのサプリの値段を聞きます。これ、すごい効果的です。値段を真剣な顔で聞くと、話が広がります。それで、こちらが関心を示していると感じてもらえる。結果的に、値段が

41 **尾** トンデモ診療が横行しているせいで、今の医学の潮流は民間療法ごと正論で焼き尽くす方向に進んでいるなと感じます。民間療法はすべてダメというのは極論だと思うし、エビデンスがないものはすべてダメというのも極論だと思います。ただ、信じてはいけないトンデモ医療に平気で人が飛びつくので、すべて焼き尽くすくらいの強いカウンターとしての主張を一般の人に発信しないといけないのはそらそうだろうとも思います。

42 **尾** 少し話がずれるかもしれませんが、本人がどれだけ反社会的なことをしていたとしても、医者にそれを制限する権利が果たしてあるのかということをよく考えます。まあないわけです。特に精神科診療では、そうするしか心を楽にする方法がないから、～～をする、ということがよくあるわけで、価値判断はまず棚上げにして、その人がなぜそれをせざるを

すごい高ければそれを理由に消極的な考えをしっかり伝えることができます。「ちょっと待って、10万はさすがに高いんじゃない？ それなら、同じお金でおいしいものでも食べにいったほうがいいですよ」とか言うと、けっこうすんなり聞いてくれます。正論を言うほうがかえって頑なになってしまうので、値段という外的な別の価値のことに視点をそらせて指摘すると、意外と本人もハッと目が覚めることはあります。

尾久　10万はさすがに高すぎですが、実際けっこう高いですよね。

國松　3万円くらいがけっこう多くて、「払えないこともないけど高い」「いい商売してるね、高すぎると誰も買わないし、安すぎたら儲からないもんね」という話を勝手に無邪気にしていると、察してくれるこの作戦を最近はしています。そうすると、「じゃあ先生、今ある分でやめておきます」と自らやめることを決断してくれます。値段を聞くのはお勧めです。あくまで真剣に、コスパについて議論している風にします。

尾久　なるほど、いいですね。やっぱり真剣さが大事ですね。

國松　そうです、真剣に考えてあげることが一番大事です。「まあまあいいランチに3回くらい行けるんじゃない？」とか具体的に言うと、頭の中で

えないのか、ということについて思いを巡らせたいところです。

もうランチに置き換わるわけです。

尾久　たしかに、置き換えて考えるのが苦手(43)ですから、それをサポートするのは良いですね。

國松　等価かそれ以上のものに置き換えるのが効果的です。さて、話をどこにつなげるかというと、高齢者の不調だって、思春期の不調と連続性があるということです。すべて地続きというか、高齢者では体力面が落ちている点は大きいのですが、内面的なことに関して、認知能力がどうのとか、よく問題とされることについてはあまり気にならないというか、思春期にも相応する内的苦しみがあるので高齢者だけ難易度が高いわけではないです。それぞれのややこしい事情が生じているという感じです。

尾久　先ほどの例のように思春期みたいな高齢者もいますし、大きく違いはないと思います。思春期の不定愁訴は、臓器選択性というか、頭痛・腹痛・めまい・嘔気・嘔吐がほとんどで、これは面白いですよね。

國松　たしかにそれらに収束しています。あと微熱もありますね。

尾久　ああ、熱はかなり多いですね。最近厄介なのが、37・2℃とか出るとコロナかもしれないということで、登校禁止(44)になってしまうことで

43 國 これめちゃめちゃ良いコメントですね。

44 國 これの「出勤停止」的なバージョンもあります。問題になるのは、まだ職場で立場の弱い、年齢の若い人が同様の問題で受診されています。

す。

國松　発熱じゃなくて高体温なのにね。そこでまたややこしくなってしまうのですね。普段かかわらない大人とか、人とのかかわりが増えるから、思春期の子にとってさらに悪くなる要素ができてしまう。そういったことが少なめのほうがいいような子にも、変にさまざまな情報が外から増えてしまっておかしくなってしまう。

尾久　さっきの臓器選択性の話に戻りますと、例えば、思春期の子が浮腫で来ることはない(45)ですよね。「見てください、浮腫んで靴下の跡が……」とは15、16歳の子は絶対に言わないです。

國松　「身体じゅうが痛い」という訴えは、高校生くらいならありえますが、ほとんどないような気がします。

尾久　ほとんどないですね。たぶん何とかなっちゃうんじゃないでしょうか。

國松　身体が痛いというのは20歳以降な気がします。そのころになると、いわゆる慢性疼痛が見られ始めますが、それでも多くはなくて、線維筋痛症(46)のような diffuse pain は男女ともに30、40代以降が多いです。

45 國 ここは、診察上は浮腫とは言えないが本人が「浮腫んでいる」と主張する浮腫のことを指しています。成人ではよくあることであり、それとの対比で言っています。

46 國 さらりと言いましたが、私はこの病名（というか語）をあまり使いません。

尾久　たしかにそんな気はします。逆に、年齢が上がるとグレードの高い(47)高体温は減りますね。

國松　減る減る。あっても高体温の熱グレードが低くなります。思春期と違って微熱が多い。そういう意味で気にならなくなるのだと思います。あとは、一部の人はそれが本人にとっての平熱だと理解してくれるようになります。一方で、大人で高体温を気にしてくる人は厄介です。うまく言える自信がないのですが、普通の大人ならば理解できることが理解できず不調と感じてしまう部分があるような気がします。なので、「大人で、高体温を気にしてくる人」という患者ゲシュタルトが私の中にはあります。しかしそれぞれの患者はかなり不均一で、相当個別の対応が求められます。一人ひとりの気質をしっかりと考えなければいけないし、もっているバックグラウンドもそれぞれ違うので、「これさえすれば良くなる」みたいな必勝法は大人の場合では少ないです。

尾久　なるほど。

47 國 体温の計測値が高いという意味です。

思春期と「熱」

國松　思春期や子どもの熱は、例えばＳＳＲＩがすごくよく効いて、たちまちに良くなることもあります。子どもと大人で、高体温の病態が別物だと思います。きっと、大人のほうが抱えるものが複雑なのかもしれない。

尾久　高体温とか、胸膜炎風の痛みを訴える人は精神科ではまずみないです。高体温は特にいないですね。

國松　そうなんですか。私は、高体温をこれだけ声高にいろいろな本で言っていますが、まったく手応えがないのですよ。すごくいいパンチが急所に入ったはずなのに、なぜ致命傷にならないのか……みたいに疑問に感じていましたが[48]、精神科ではみることがないということなのでしょうね。

尾久　ある精神科の診療カンファレンスで、患者の熱のことが話題になっていました。精査で疾患の存在は否定的だから、精神的なものなのではないかとなっていました。ただそこで確信できなかったのかリウマチ科にコンサルトとか言い始めたのですが、ＣＲＰが0なのですよ。僕にはこの患

48 國 ものの喩えです。

者は高体温だとわかるのですが、こじれていました。

國松　知らないのでしょうね。

尾久　知らないと思います。本当に高体温の患者は精神科にいなさすぎて、経験がないから知らない。

國松　いたら学ぶでしょうから、本当にいないんですね。

尾久　高体温はそもそも、高体温かどうかわかるじゃないですか。この人が病気だとは思いませんよね。

國松　よくわかります。特に私は不明熱を診ているから、冗談抜きで紹介状を開封した瞬間にわかります。そこで、逆の勘繰りをしてしまいます。そうだと見せかけて、実は違うのかなって。それでよく診ていくとやっぱり高体温。

なるほど、診ることがないから知らないということなのですね。思春期に関して言えば、40℃とか41℃とかすごい高熱になるのでまた少し毛色が違うかもしれません。でも全般的に内科には高体温は多く来ます。

尾久　以前は40℃とかありましたが、最近と言うか、コロナ後は本当の高体温のような子は来ないです。

國松　そうですね。これは正しいかわかりませんが、思春期の子で、熱のグレードがとても高い高体温は優等生タイプ、頑張りすぎてしまう子の過活動であることが多いです。何でも頑張ってしまうタイプです。でも、今は行事などができないので制限されているのです(49)。頑張らないでいいのでフィジカルに負担がかかっていないのだと思います。

尾久　なるほど、要素が少ないんですね。

國松　学園祭や試験(50)とか、とにかくイベントーディペンデント（event-dependent）なんだと思います。

尾久　試験ってしょっちゅうあるので、けっこう具合を悪くしている気がしますね。

國松　けっこうな頻度で定期的にやりますよね。

尾久　「またテストか！」「この間もテストだったじゃないか！」みたいな、我々をしょっちゅう困らせるんですよ。

國松　そうです。それで、「なんとかテストだけでも行きたい」という話になりますね。「今はテスト準備週間だから休めるけれど、テストには出ないと単位が取れない」とか言います。

49 國 制限されるから、「熱」が出るのです。

50 國 試験は本当に鬼門ですね。

尾久　高校だと、あとは出席日数も重要ですね。

國松　私学が多くなってくるせいなのか、高校はやはり非情です。「高校を辞めるか問題」というのが必ず発生しますね。中学生はそういうのはありません。義務教育なので、惰性でなんとかなったりします。もっとも、ここが内科外来なので高校生のケースを多く診るというのもありますが。

尾久　そうですね、高校はけっこう容赦ないですね。

國松　単位、テストはあの子たちに圧力をかけていますね。直接的な理由はわかりませんが、たしかにコロナ禍では39℃、40℃というのはいませんね。いま気づきました(51)。やっぱりイベントーディペンデントなんでしょう。

尾久　そうですね。「またSSRIか」ということが最近ないです。

國松　コロナってそう考えるとすごいですね。

尾久　コロナが熱を抑えている可能性がありますね。

國松　コロナを考えると、日本で言えば感染していない人のほうが広範囲に具合を悪くしている気がしますね(52)。ただちょっと前までは、本当に高体温のケースがすごく多くて、しかもSSRIが非常によく効くのでかな

51 國 コロナ禍では、熱がある場合、保健所に連絡／発熱外来という流れになるのでフィルタリングされているのではというツッコミもあるかもしれません。しかし「発熱外来でPCR↓陰性↓内科外来」というプロセスを経て、結局来るときにはちゃんと来ますから、高熱の子は少なくなりましたという実感はそのとおりなのだと思います。

52 國 これは対談上のノリですね。このときの私がそう感じてこう言ったということの記録として残しておきますので、ここを切り取って拡散しないでくださいね。

り感謝されました。そして、この思春期の高体温はイベントディペンデントなので、卒業や進級によって良くなります。イベントがなくなったりするわけですから。

尾久　たいてい、高校を出ると良くなります(53)。

國松　高校生のときに引っ掛けた熱のグレードが高い機能性高体温症は、大学に行けばだいたいなんとかなるだろうと私もほぼ確信することが多いので、一緒に歩くように付き合ってあげるようにしています。実際うまくいきますよ。高校を出ると薬もやめることができたりします。

尾久　みんなそうなりますよね。

國松　これはけっこう普遍的な話かもしれません。一緒にのぼってあげるというか、良くないと言われるかもしれないけれど、私は器質を調べたうえであればたとえ根拠レスであっても希望的な未来を語ってあげるのは許容されると思っています。謎のエビデンスというか、何の根拠もないのですが、「高校を卒業すると、みんな良くなるんですよね」と実際にそのままその子や親に言ってあげる。虚偽じゃない範囲で「普通」とか「一般的に」とか「それなりに」とか、曖昧用語を駆使して話します。「大学に行って、

53 **國** 通信制に転校した瞬間に良くなってしまうという事例が、かなりいるという経験的事実があります。

遊んだりみんなと過ごしたりしているうちに、薬も飲み忘れて、それでも何ともなくなる」「就活とかで忙しくしているうちに、病院も来なくなるよ」などと伝えます。

尾久　たしかにそれは実際そうなので、希望を見せてあげるのは良いかもしれません。

國松　不明熱や思春期にかかわらず、普通の診療にも私はこの手の技をけっこう使います。やっぱり励ましたいんですよ。

尾久　「僕は」とつけて、私目線で話すことを明確にすればいいですよね。

國松　これもよく言うのですが、私見を述べるということをぜひしてほしいです。それで、「私見を述べた」とカルテにも書けばいいのです。何ならカギカッコで会話としての記録でもいいから、書いておくことです。例えば、「〝来週の中ごろには解熱しているだろう〟という私見を伝えた」とか、そのままカルテに書けばいいですよ。わからない、保証できない、否定できないという言い方ばかりするから、カルテに医者の考えが残されないし、しかもそんな無難なことばかり言われていた患者は、きっと離れていってしまう。私見でいいので希望的未来を伝えてあげることが大事です。

尾久　私見はとっても重要ですよね。

國松　言った言わないで問題になるのであれば、言ったことをそのままカルテに残せばいいのです。そうすれば万が一こじれても、見返して検討すれば、それが私見であることは明らかですからね。

尾久　たしかに、「あくまで私見ですよ」ということですね。

國松　被害が少ないどころか、効果のほうが高いですよ。医師と患者の間で納得が形成されるほうが、トラブルが少ないです。個人的な意見を述べるのはとても大事だと思います。

尾久　効果は本当にありますよね。「先生がそう言うなら、大丈夫かな」となります。

國松　「○○は否定できない」と言うよりも、絶対に再診率は高いです。

尾久　「(あなたが思っている病気とは) 違うんじゃない?」とかも言うことがあります。

國松　言いますね。検査をするにしても、「僕は違うと思うけど、CT撮ってみようか(54)」と病気ではないかもしれないことを伝えておくと良いですね。

54 國 これが「みたて-行動不一致」です。

尾久　先に伝えておいたほうが良いです。逆に、こっちがたぶん違うと思うけど撮ろうと言うと、「え、じゃあいいです」となりますよね。

國松「先生がそう思うなら、いいです」みたいに言い始めて、「いいからいいから、撮ろう」というやり取りをします。尾久先生とは外来の曜日が違うから打ち合わせをしていないのですが、まったく同じことをしていますね。私が尾久先生にかつて教えたというのはあるでしょうが、行動パターンが本当に似通っている。

尾久　私見を言うのも、言葉が薬になっている面はあるかもしれないですよね。特に、ほとんどの場合は本当にそうだと我々は思って私見を述べているので、けっこう大丈夫というか。

國松　そういうことだと思います。テクニックとか、取り繕っているわけではなくて、正直に思ったことを言っているので苦労していません。ふと思ったことをそのまま述べているだけだから、普通にありのままを伝えているだけです。「たぶん菊池病です。でもやっぱり血液検査をしたほうがいいと思います。理想的にはCTも撮ったほうがいいです」とか、思ったことをそのまま言います。そうすると、「はい、それでお願いします」となります。思いをそのまま伝えることは大事です。もしかすると、思春期診療では特に大事かもしれません。長年、批判の的にされてきた医療のパターナリズムというのがありますが、私はそれとは異なる、適切かつ健全なパターナリズムのようなものを言いたいです。というのも、患者は父性を求めている部分があると思うからです。同意とか、患者の権利とか、よく議論されていますが、実際にそんなことを訴えてくる患者は珍しいですよね。ほとんどの人は、「先生が決めてください」となります。

尾久　そうですね、それがほとんどです。

國松　だからそれでいいのに、患者が求めていることを無視して、「いや同意だ」とか変な方向にしてしまっている気がします。

尾久　そういうところまでやらなくていいと思うのですよね。肝心なところだけ患者本人に決めてもらって、診療を進めるうえで出てくる細かいことは、こちらが決めていい。

國松　そうです。我々とて、すべてを勝手に決めているわけではなくて、その都度、意向は聞いています。

手を引いてあげる#パターナリズム

尾久 こういうのはパターナリズムと言わないのかもしれませんが、例えば肺炎の患者に、週明け月曜にもう一度来てくださいと言うとします。それを、「来週の月曜と、火曜と、どちらがいいですか?」とはいちいちやらないですよね。そんなのは、こちらが指定した日に来てもらうようにします。

國松 やらないですね。そこに選択肢を設ける必要もないです。まずは、こちらの提案です(55)。

尾久 そういうのまで全部聞いていると、診療がめちゃくちゃ遅くなってしまいます。本当に決めてもらったほうが良いところと、そうではないところがあると思います。

國松 こちらが決めてあげたほうが良いのに、過剰に委ねようとしている姿が現場に多すぎます。

尾久 「私は素人なのでわかりません」と患者が言うことがありますよね。「知ってるから大丈夫だよ」と思います。

55 國 その後、相手の都合や希望を聞くのです。

國松　本当、そうですよね。

尾久　例えば、精神科だと抗うつ薬をいくつか並べてどれにするか患者に聞くことがありますが、内科でコレステロールの薬とか、血圧の薬を8個くらい並べてどれがいいか、とやらないですよね。

國松　たしかに、骨粗鬆症の薬を並べて選んでもらうこともしないですね。これは八王子という地域性があるかと思いますが、私の場合、リウマチ診療で適応がある人に対しては生物学的製剤を提案します。ご存知のとおり、たくさん種類があるうえに、1個の薬でも皮下注や点滴製剤などがあり、皮下注の中にも週に1回、週に2回、2週に1回とか、ペン型とシリンジ型とか細かく分かれています。それを全部は、もはや私も説明しません。その患者のライフスタイルや、自己注射をできるタイプなのかどうかなどの観点である程度選択肢を絞った後に、その中から選んでもらっています。値段のことを気にする人だったら、安価なほうから2、3種類を比べてもらうようにしています。最初からすべてをフラットな選択肢にしすぎるのは、どう考えても良くないです。患者自身には決められません。

尾久　「知らんがな」となりますよね。例えば、僕が弁護士に相談に行って、「この法律とこっちの法律とどっちにしますか」と言われても絶対わからないです。

國松　「知らない、だから聞きに来てるんだよ」となりますよね、普通は。

尾久　あとは、病気とか診療科によってそういうことがすべて不均一なのがよくわからないです。なぜ高血圧ではやらないのに、精神科ではやたらと患者に選ばせるのか疑問に思います(56)。輸液剤でソルラクト®にするかソルアセト®にするか決めてもらわないでしょうということです。

國松　選択をどこまで患者に委ねるのかはすごく大事です。特に思春期は、かなりこちらが手を引いてあげないと、そもそも患者も親もわからないですよ。正直、親もどうしてほしいかはっきりしないときがあります。

尾久　今日診た子もそうだったのですが、結局、「じゃあ次も来てもらおうか」と言っても無反応で、宙づりになることが多いです。検査異常がないので母親はちょっと安心したけれど、子どもはまだはっきり納得したわけではない顔をしているのに黙っていて、ここで来週も来てもらうように僕が決めるのは、果たしてパターナリズムなのか(57)というと違うのではないかと思います。

56 **尾** いま読み直して思うのは、これは治療構造の話なのだろうなと思います。僕自身は「あなたには抗うつ薬が合うと思うんだけど、薬を使うことについてどう思いますか」というところから尋ねることで、一緒に治療の構造を作っていくということを重視しています。だから、抗うつ薬をどれにするか、というのも似たようなところがあるのかもしれません。ただ私は、向精神薬に限らずこのやり取りをしているので、やっぱり診療科ごとに不均一なのには違和感があります。

57 **尾** 今だったら「なかなか決められない」ということ自体を扱うほうがいいなと思いました。

國松 決められないのだと思います。決められないものをこちらが黙っている、委ねるのはおかしいです。そこは決めてあげるべきです。決められなさそうかどうかを察してあげないといけません。

尾久 もちろん、決められそうなものは決めてもらっていいと思います。例えば、「先週初診で、今日は1週間で来てもらったけれどどうだった？どれくらいの間隔でここに来るのがいいかね？(58)」とか、そういったことは一緒に決めたほうがいいと思います。

國松 そうですね、そこは意向を聞いても良いですよね。初診と再診の違いはありますね。しかも思春期は特に顕著かもしれません。初診は、簡単に言うとガチガチに緊張していたり、打ち解けていたりしなかった子が、「この子、こんなにしゃべったっけ？」と再診以降は別人のようになることも少なくありません。大人の場合はそもそも一人で来ることが多いですし、ここまで違いは生じないので、思春期特有かもしれませんね。

尾久 これは僕だけかもしれませんが、大人の患者は2回目以降に「誰だっけ？」となることが多いです。けっこう印象的な初診をしていても、再診のときにカルテの名前を見ても思い出せないです。思春期はたいてい

58 **尾** このあたりは栗原和彦先生に教わった治療構造論の考えに大きく影響を受けています。

覚えているので、違いは何なのかなと不思議です。

國松　きっと、やっぱり患者のヒストリーの中のイベントが思春期の子では豊富なんでしょうね。その意味では私もそうかもしれません。でも、最近は覚えなさすぎて、逆にあまり気にならなくなってきました。どの患者も普通にカルテを開けて照合しています。カルテを見ても思い出せない人もいて、顔を見て初めて思い出すこともあります。見ればさすがにわかります。

尾久　ありますね。診察室に入ってきた瞬間に、「ああこの人か」となる。

國松　でもたしかに、大人のほうが、カルテを見ても前回なぜそういう診察をした記録になっているのかわからないときが多い気がします。誤解しないでいただきたいのできちんと言っておくと、話をすれば思い出しますのでご安心ください。

尾久　何と言うか、脳内カルテのようなものがけっこうあるじゃないですか。この人はこの薬を試したときに合わなかったなとか、カルテに記載していないけれども、自分の頭の中には記録されている。たぶん美容師とかもそうなのかと思います。会話しているうちに、「この人はこれくらいの長さだったな」となる。

國松　熟練の美容師はお客に対して絶対にそのパターンですね。

尾久　カルテがないわけだから(59)、きっとそうなのではないかと思います。伸びてしまった部分を切っているうちに現れる残像と会話で思い出す、感覚的な部分があるのではないでしょうか。

國松　近いかもしれないですね。実際、脳内にデータとして残っているけれど、カルテには記載しない情報はすごくたくさんあります。これはきっと、読者の臨床医もかなり首を縦に振る、あるある話でしょうね。私は、もし思い出せなかったらもったいないので、引き出すためのキーワードを書いておいたりします。例えば、「この前、草津温泉に行った」と書いておくと、その話をしたときの様子が思い出せるような、そういった記録の仕方をしますね。カルテには書けない、けっこうプライベートなことやよっぽどのことは、そうやって取り出せるようにきっかけだけ記載します。

あぁ、これ、タグの機能だ(60)。

尾久　なるほど。カルテの書き方で言うと、僕は内科疾患でも「私がこの間○○したら～」のように文章でそのまま書いています。つまり、しゃべっ

59 國 最近は美容院も、PCに顧客データファイルがあってどんなオーダーだったかとか、何の話をしたか、雑誌は何を置いたかなどを記録するそうですが、基本はやっぱり脳内データなんだと思います。僕の行きつけの西八王子の美容院は、カルテありますね（笑）。

60 國 #で始まる、いわゆるハッシュタグのイメージですね。

たことをそのまま書くのですが、そのほうが後で参考にするときに、ヒントが多い気がします。

國松　絶対にそうだと思います。私もやはり、基本はしゃべったことベースにそのまま書きたいですね。途中から箇条書きになりますが。

尾久　そうですね、途中からは箇条書きです。

國松　最初は何なら会話をそのまま叙述して、カギカッコでくくって書きたいです。それこそ文字起こししてほしいくらいです。実は、今は本当にそういうやり方をしているところがあって、診察室で横にクラークさんがいて、医師と患者のやり取りを全部タイピングして入力しているらしいです。尾久先生も、そういうのを今後活用すると便利かもしれませんよ。今、それをすでに使っている先生が多くなってきたと聞きました。

尾久　なるほど、良さそうですね。内科でも、「いやー、先生、胃のあたりが痛いんですが、あ、そうじゃないか、あのー、昨日ですね」とかカルテに書いています。

國松　絶対にそれは書いておいたほうが、ある程度脳内に再生できるので良いですよね。せめてキーワードだけでも先ほど言ったように書いておくと、ボタンを押す感じでポンとすぐ再生できます。それだけでまったく違います。あと、これは当たり前と言われるかもしれませんが、患者の身なり、服装は書きますよね。個人的にそれを書いておくのが好きだし、特徴があったら書くようにしています。ただ、精神科よりも必要性は低いので、書く機会は少ないかもしれません。例を挙げますと、「カラフルなプリーツスカート」とか、「シミのある肌着を着た中年男性、爪は汚い」とか、けっこうありありと目に浮かぶので役に立ちます。

振り返り

國松　ところで南多摩病院の外来に来てくださっている小林先生といつも診療後に振り返りとして個人カンファのようなものをして思考を共有してあげています。簡単に言うと、まず対話が勉強になるのだと思います。カンファ(61)で國松が最初にする質問が結局本質だった、みたいなところがかつてありませんでしたか。

尾久　たしかに、それはかなりありますね。

61 國 ここで言うカンファはかつて私と尾久先生も在籍していた国立国際医療研究センター総合診療科の外来カンファレンスのことを指しています。

國松　なので、私がまず何を聞くかでどんなことが大事か学び取るような部分があるのではないかと思います、あのカンファは。

あとは外来なので、何と言っても処方です。以前(62)も話したとおり、尾久先生にもしていたのと同じで私が考える処方例を小林先生に言って、実際に彼女がした処方と比較して相違点をディスカッションするのが重要です(63)。最初は、「その薬は30日分も出してはダメだよ」とか、大変なこともありましたが、半年もたたないうちに本当に私との一致率が高くなってきていて、昨日も１００％一致ということがありました。例えば漢方薬のチョイスとか、ベンゾジアゼピン系ひとつとっても、「こっちのほうが良かったかな」とか、「この薬は半錠から始めたほうが良いよ」とか、けっこう細かい(64)ことを言ってあげます。「この薬より、もう少し筋弛緩作用があるほうが良いかな」とか、「必ずしもベンゾじゃなくてもいいよ」と、実際の診療にアジャストしていく形で研修しています。つまり、よく研修にありがちな、指導医が文字というか根拠を言って教えるのではなく、あくまで実臨床ベースで進めます(65)。カルテ記載も、「僕がイメージできないことは教えられない」と話したら次の週からたちまち改善されました。例

62 第5章 77頁

63 **尾** 当たり前のようなのですがこれが一番身につくんですよね。國松先生に教わったことで、最も記憶に残っているのはこういうところかもしれないです。

64 **國** 細かいというと少し違います。最近は「風合い」という言い方をしています。水墨画の色の濃淡のイメージ、あるいはスイーツ作りのときの甘さ調節のイメージ。

65 **國** 何となくを教えることは難しい。だからそれにチャレンジしたいというのはあります。難しいこと・曖昧なこと、というのが特に教育の場では排除されがちなのが個人的に気になります。

えば服装とかが大事だと気づいてくれて、書かないにしても情報として教えてくれるようになりました。「ドアを開けるなりすごく勢いよく診察室に入ってきたんですよ！」とか、そういったことだけでどんな人なのかある程度定められるというか、混沌とした中から一つのクラスターに分類できます。普通、勢いよく診察室には入らないです。たいていはノックして、「失礼します」と言って入りますよ。だからこれだけでもかなり重要です。

尾久　すごい重要ですね。

國松　アンオフィシャルでもいいので、そうした情報をくれればディスカッションができます。でも、これもおそらく医師のタイプにもよるといいますか、ASD傾向がある医師だと「どんなだった？」と聞いても「どんなとは？」となってしまいます。

尾久　服装を聞くと、「じゃあ服装の色を書けばいいんですね」となって偏りが出そうです。

國松　問診で次から服装ばっかり聞くとか、そういった偏り、医師自身の特性をこちらが教えるときに察しないといけない面はあります。教えるにもコツがいるということです。下手したら服装だけで15分くらい問診を続けたり、侵襲の高い質問もしたりしますよ。「その上着の購入場所は駅ビルですか？ 値段は？ それは安いですね」とか、残虐なことを言いますので、気にしたほうが良いです。「そうじゃない、気にするのはそこじゃない」という加減がわからないかもしれない人は、事前に指導医が察しないと危険です。

尾久 そこまでいくと、もはや診療に関係なくなってしまいます。例えば、洋服の色にしても、「まっ黄色のスカート」というと、たしかに「おっ」と思う情報ですが、そこが逆に詳しくなればなるほど焦点がぼやけてしまいます。適切な距離感というのが大事で、汚いランニングシャツを着ている52歳の男性がどこでその服を買ったのかはどうでもいいですが、すごくおしゃれな服装の人が来たら、それがどのブランドなのかは重要な情報になりえますよね。

國松 たしかに、それはその質問をする会話も自然ですよね。「その服かっこいいですね、どこのですか？」みたいな。

尾久 あるいは、「ヴィトンのバッグをもっていた」とかそういったことは情報になります。でも特性があると、「なぜ全部の洋服のブランドを聞かずに、バッグだけ聞いたのですか？」みたいにわかってもらえないかもしれません。

國松　そうですね。でもとにかく、外見は雄弁です。

尾久　あとは、職業もかなり大きな情報です。21歳の発熱の女性患者が来て、熱の他は何も有力な情報がなかった。後輩が診ていて、何か他にフォーカスの手掛かりはないのか聞いていていたら、「あ、あと裏風俗(66)で働いていているって言ってました」と後から言われて、「それめちゃめちゃ重要だろ！」となったことがあります。

國松　実際はそうとは限らないですが、とっかかりが生まれますよね。何も異常がないとなるとなおさら、どこから始めればいいかのとっかかりがないですから、こういった情報がかなり重要です。これは不明熱あるあるです。別に答えがSTIでなくても、その精査のとっかかりになったことが大事なんです。

尾久　あのときは「それだろ！」となりましたね。

國松　あとは、「男性の不明熱患者が身内ではない男の人と来ている」とかもありましたね。最初、全然わからないと困っていたら、診ていた研修医

66 尾　もちろん裏風俗で働いている方にもとても気をつけている方とそうではない方がいるわけですが、やっぱり臨床上はひとつの手掛かりとして考えてしまいます。

が「そういえばこの男性、同居している男の人と来ていました」と後から言い出して、「それだから！」となった。ちなみに、研修医のこういった伝え忘れとかは、ＡＳＤ特性ではないと思います。単純に、初学者すぎてまだ診療の構図をメタに見ることができないというか、診療という特殊な状況の中で「常識」というフレームをまだ自在にもち込めるだけの経験がないので、重要情報がどれなのか見えていないだけです。いわゆる教科書的なことを真面目に一個ずつ聞いているだけで、重要そうに見えないことは逆に見落としているだけです。「普通、同居の男性が一緒に診察室には入らないだろ」「診察に同席しないとしてもそもそも一緒に病院に来ないぞ」と指摘すると、そこで初めて「そうか、たしかに」と納得します。でも、そういう研修医は逆に、その経験の後からそういう事柄をすごく根掘り葉掘り聞くようになったりします。

尾久　そういったやりすぎや、いろいろな経験を経て、自分の中での線引きを作っていくんでしょうね(67)。

國松　すさまじい情報量の面談をしてしまうこともあります。「これを全部聞いたのか⁉」とびっくりします。そこまで聞くのがいいかどうかの是

67 國 これこそが臨床研修ですね！

非は置いといて、世間知らずの無邪気さのなせる業というのもあるあるです。経験を重ねると聞けないことを、逆に聞いてしまえるところがありますね。もちろん失敗も多いけれど、成功することも多々あって、なかなか面白いですよ。

何が言いたいかというと、職業に限らず、患者背景は重要です。

尾久　バックグラウンド、総合診療のＡＢＣですね。

國松　よく覚えてますね。普通、ＡＢＣというと救急などで使われるAirway・Breathing・Circulationですが、初診外来のＡＢＣはAppearance・Background・Characterです。研修医とのやり取りで、ＡＢＣを知っているか尋ねて、「もちろんです！　Airwayですよね！」と答えてくるのを、「違う！　そんなの、外来の受付を自分でした時点でAirwayは保たれているだろ」と返します。問診票を書いているなら、ナースと会話もしているわけなんで、だいたいAirway・Breathingは良好に決まっています。そんなことよりもAppearanceです。つまり先ほどの服装などの話につながるわけです。なぜなら、同じ病状でも、国会議員とホームレスとか、セックスワーカーと教師とでは診療方針や見立てが変わります(68)。なので、

68 **尾**　このあたり、一般の方が読んでいて、何か差別的なニュアンスを感じる人がいたら嫌だな、と思い補足するのですが、単に背景ごとに、罹患しやすい疾患の種類が違うという話をしています。

Appearance・Background が非常に重要です。Character も納得を得るためにはやはり大事で、新宿は場所柄、この要素がかなり強かったですね。こちらが適切だと思ったことでも、なかなか納得してもらえないことも少なくなかったです。八王子には八王子なりの難しさがあるので、全国各地どこであってもその場所ごとの要素は必ずあると思います。検査や、また来てもらう、薬を飲んでもらうなどは納得してもらわないと実現できません。これらは性格によってすごく左右されることです。ここにかかわるのが、おそらく発達特性っぽさがあるとか、パーソナリティみ、MRみがあるとかの話になるのかと思います。ちなみに、この「○○み」というのは臨床に使えますよね。診断とかではなく、こういう風味・雰囲気でやるのが見立てとして良いこともあります。これはCの Character の派生とも言えるでしょう。

話が長くなりましたが、このあたりの話は総合診療というか、一般内科外来、ウォークインでの場合だとは思います。南多摩病院の場合、前(69)も話したとおりバックヤード(70)が優秀なので、こういう初診外来のABCを把握したうえで担当医の振り分けをしていますよね。さすがです。Bと

69 第3章 54頁

70 國 看護師、看護助手からなる、外来のスタッフの皆さんです。外来診察室の奥・裏手にあるという雰囲気を感じ取ってください。

Cは多少及ばなくても、Appearanceはかなりちゃんと見分けています。しかも、医師にもちゃんとその印象を伝えてきます。「なんかすごそうでした」とか、「お前の感情を言うなよ」とツッコミを入れつつも、まさにその印象が意外と役立ったりするのですよね。

尾久　信頼できるバックヤードというのはすばらしいですよ。

國松　研修医でも、信頼できる人なら「お前のインプレッションなら信頼できる」「お前がそう言うならやろうか」ということがあります。

尾久　ありがたいですね。

内科外来〝裏〟側

國松　バックヤードスタッフの初診患者の印象も重要だという話ですが、彼女たちも自分の見立てが当たるとうれしいらしくて、カルテをすごく追っているそうです。カルテを追うのは学びになるので、今のバックヤードはたぶんそのへんの内科医よりもよっぽど高い推論力がついていると思います。インプレッションから入って、それが正しいか確認ができている。

JCOPY 498-02098

しかも、再診でなるべくフォローするという哲学を浸透させようと努力(71)しているので、初診だけで終わることも減り、そうするとその後どうなるかをナースや助手が追うことができます。それで、たまに私のほうがバックヤードスタッフから、「患者のその後」を教えてもらえることもあります。これは例え話で架空ですが、「ほら先生、手袋二重にして診察室に入ってきた人がいたじゃないですか、あの人が今、救急車で来ていますよ」とか、そうやって興味をもっていてくれるので経験が増えてどんどん成長します。

あとは、これは医師によく言っているのですが、電子カルテは最高ですよ。尾久先生は電カル時代しか知らないでしょうけれども、昔は紙のカルテを外来にも文字どおり積み上げていました。それで、カルテを見るためにはカルテ庫や当該外来に行かなければいけなかった。

尾久　なるほど、それは大変ですね。

國松　これはすごく大変で、相当気になっていた患者のカルテしかわざわざ見にいかないですよ。入院患者でも、「○○病棟の患者のカルテ」で今だったらその場で閲覧可能ですが、昔はそこに行かなければいけませんんで

71 國 これは、國松個人の努力です。

した、どんな遠い病棟でも。だからたいていはあきらめてしまう。

尾久　それはそうですよね。かなり面倒ですね。

國松　今だったら転科しても全部簡単に追うことができます。しばらくしてからでも、「今どうなったかな」と気になったときにすぐに確認できる。「やっぱり他院転送になってる」とか、診療情報提供書まで閲覧できちゃうので、「これやっぱりリンフォーマ（悪性リンパ腫）だったか」とすべてそこでわかります。こうやって後から、最初の見立てを照合できるので電子カルテは初診医にとって宝です。初診外来はそもそもわからないところから始めるものだから、電子カルテがなければ始まらないというか、あれで学んでいるようなものです。それはバックヤードも同じで、あの人たちも全部追いかけているみたいですから、そうするとバックヤードたちの初期推論力もレベルアップしますよね。

尾久　ああ、そうですね。

國松　そうなると、残念ながら医者の実力がわかってしまう。一個一個スマホで確認している先生なのか、患者とうまく接している先生なのか、全例を専門医にコンサルトしているとか、「肩越し」から医者の実力が見えてしまうんです。

尾久　そうですね、全部丸見え。すべて把握されてしまっていますね。

國松　我々はそれぞれのブースに入っているので、そういう視点からすると医者よりも上手かもしれません。すごくジェネラルだし、自分からいろいろな関心をもって追ってくれるのはすごくいいことです。

尾久　そうやって頑張っていると、実力に応じて興味深いケースを回してくれている気がします。何というか、検査をしても良いというか、バックヤードとしても検査をしたほうが良さそうに感じた人が僕のところに来ている気がします。

國松　そうですね。でも、看護師は医師と良い意味で真逆というか、「そうは言っても、体の具合が悪いのは心配だよね」と患者・弱者側に寄り添う姿勢です。あれは良いですね。「何ともないって言っても、すごくおなかを痛がっているんです」とか、そういう心配をする感じです。

尾久　そうですね。そういう面はありますね。

國松　それが実際に正しいんですよね。まず器質から入ることが大事で、その考え方がここにいる私たち医師とたまたまマッチするのでうまくいくのだと思います。「先生たちはまず検査をちゃんとしてくれるから、すごくいいです」「私たちもホッとします」とバックヤードのナースに言われたことがあります。このプロセスは、そういう意味でいろいろと緊張の多いバックヤードのスタッフを癒しているのだと思いますよ。

尾久　すごいですね、バックヤードまで癒している。

國松　言ってはいけませんが、何なら病院の収益も潤していますしね。

尾久　そうですね（笑）。

國松　もちろん、金のためにやっている感じはまったくないです。

尾久　たしかに、まったく言われたことはないですね。

國松　ありがちな、「先生、なるべくこれをクリックしてくれないかな」とか「この薬を出すようにしてくれ」とか上から言われないでしょう、うちの病院。

尾久　絶対に言わないですね。

國松　常勤医で、部長職もある私ですら、本当に一度も言われたことがないです。言われることがあるとすれば医事課からで、保険で切られそうとか、査定で引っ掛かりそうだから処方日数を減らしてくださいとかで、それはお金のためではなくて必要なことですよね。だから結局、収益目的のことはどこからも言われることはないですよ。たまに、コストの取り漏れを指摘してくるとかはありますが、かわいいものです。

尾久　すばらしいですよね。やっぱり、診療の質を重視してくれている感じはします。

國松　そうです、それを関先生レベルの人も言っていて、誠実にやってほしいという方針ですね。話を戻すと、我々がいろいろと検査や処置をやることもナースたちは喜んでいて、みんな真面目だから、検査や処置にまつわる諸々をまったく厭わないですよね。「これもやるんですか？　いらなくないですか？」みたいなムードがゼロです。

尾久　それは本当にいっさいないですね。

國松　これは、特に大学病院とか大型研修病院に勤務する医師にとっては「逆あるある」というか、うらやましがられることだと思いますよ。

尾久　めまいの患者で、いつもその主訴でやってきて、「デパス®とか飲んでる人です」みたいな先入観を入れてくるスタッフとかが他の病院だといますよね。それである日そういう患者を南多摩病院で僕が診ることになったのですが、世間での普通なら検査しないのがスタンダードだと思うのですよ。何もせず帰宅させたほうが良しとされているようなケースです。

國松　そうですね。よくあるパターンとしては、ナースがカルテを見て「この人、それっぽい人ですよ」みたいな不健全な前情報を入れてくるとか。

尾久　ただ、南多摩病院のバックヤードが僕に振ったということは、そうではない可能性を考えてほしいということだと思います。もし完全にそういう例なのであれば、僕に振る必要はないわけで、そう考えたうえで僕はそこに集中できるという構図です。結局、評価の結果、どう考えてもこれまでの記載とは違う失調があるのではないかと思い、最終的にＭＲＩを撮りました。そうするとナースも、「なるほど」という感じで納得してやってくれます。

國松　病院によってはその行動は奇行だと思われますよね。「え？　あの人にＭＲＩ撮ったんですか？」と言われてしまう。そんなことをしてはいけないといわんばかりの雰囲気ですよ。

尾久　そうなんです。

チーム医療

國松　妙な先入観がこの病院にはないのが良いですね。そう考えると、やっぱりチーム医療が大事なんですよね。尾久先生が途中で話していた、「器質の精査を思い切ってやる」という姿勢を医師がもち、それを周りが支えるという仕組みが大事です。

尾久　ためらわないほうが良いですよね。

國松　「器質から」というメッセージは、総合診療や家庭医などの分野を筆頭に、世の中にありふれていますが、言うは易く行うは難しで、実際にやれていないことのほうが多いです。今日新たな発見だったのは、尾久先生ですらためらうことがあるわけです。本音を言うと、私も不定愁訴の検査をどこまでやるのかはかなりためらいます(72)。この人に器質の精査をするのか、オーダーするためのマウスをもちながらすごくためらいます。

尾久　バックヤードに怪訝な顔をされないかちょっと尋ねてみたりしますね。その点、この病院はそこについての心配がまったくないです。

國松　やっぱり、バイトで行くところやかつての病院など、他のところで

72 國 〝ためらいの不定愁訴診療〟ですね。

は検査すると言うと、「え？ 採血？」というリアクションが一般的です。ベタですが血培も嫌がられますね。

尾久　血培は本当にそうですね。

國松　南多摩病院の外来では、「絶対に必要ですか？」と言われることがなくて、まったく厭わずにやってくれます(73)。おかげでこちらもためらわずにやりやすいです。向こうもきっと、血培という医療行為が大事だという認識があるのと、医師に対する信頼ができていて、「この先生が出す指示であれば大丈夫」「必要なのだろう」と主体的に思ってくれて、下働き感なく取り組んでくれます。私のする医療行為が大事だという意識で従事してくれることがすごく大事です。正直な話、最初私が赴任してきてすぐのころはバックヤードの振り分けの精度に不安を感じていました。難しいことなので、私がやったほうが良いのではないかとギリギリまで迷っていました。でも結果としては育てたというか、今では信頼し合う関係に発展して、チーム医療ができているのだと思います。カルテに記載してあるちょっと気になることとか、確認してほしいと言うとすぐに聞きに行ってくれます。

尾久　本当にすぐ動いてくれますね。助かっています。

73 國 その分、負担もかけているのですよね。いつもありがとうございます。

國松　信頼関係が成り立っている証拠だと思います。こちらも安心して任せることができる。

尾久　リーダーナースは特殊ですよね。外来看護師はたくさんいますが、今リーダーは5人くらいで固定です。

國松　昔のほうが、やらされている感というか、内科は苦手でちょっと嫌だけど仕方なくやっているみたいな感じがありました。今はそんなことありません。この雰囲気を向こうも好きみたいで、この体制になってから楽しくなったと言っていますね。

尾久　それはかなりそう感じますね。

國松　前は、医師も変な人が多いというか、何らかの変なトラブルを起こす人が少なからずいたのですが、今はそういったことがめったに起きないという違いもあると思います。以前はナースがクレーム処理をしている面がありました。今はその苦労がないうえに、ちょっと楽しく感じられる仕組みに変わったので良くなったのだと思います。うちの病院の、ベースのクレーム処理のうまさは変わらずすばらしく、電話対応とかを聞いているとよくわかりますが神業ですよ。普通の病院であれば、医師である私に代わる必要があるようなケースも、普通に処理できています。すごいのが、リーダーだけができるのではなく、他のスタッフもみんなできるようになっています。

尾久　ああ、そうなんですか。それはすごいことですよ。

國松　悪い意味ではなく、いなし力というか、女性の柔らかい声が良いのだと思いますね。Sさんの電話は特に、私は買っていますよ。

尾久　あれはすばらしいです。なかなかできません。人によってタメ口にしているのも良いですよね。

國松　彼女には、電話専属になるべきだと話しているほどです。電話口で励ましていたりしていて完璧です。「それはもう1回来たほうがいいよ、そっか来られないのか。じゃあ、いま薬は手元にある？ まずはアセトアミノフェンっていうのを1個だけ飲んでみて？ それでもダメだったら、また電話してちょうだい」みたいな感じで、必ずプランというか逃げ道を患者に用意しています。でも今は過渡期かもしれない。ちょっと前まで「馴れ馴れしすぎる」系のクレーム対応はちょっとあったなあ。

尾久　いましたね、そういえば。言われたら思い出しました。

國松　あれも、昔だったらあのやり方でも良かったのですよ。八王子だって、今やある程度の説明と同意が必要なように現代化されてきたのですが、ちょっと前まで昔風スタイルのままだったんです。「あんたまだ通ってるの？　ダメよ、そろそろ元気にならなくちゃ」みたいな、それが良かった時代があったことも確かなのです。でも今は、そうやって言われたことをすごく気に病む患者も出てきてしまって、時代的な問題です。

尾久　たしかに、それはあるかもしれませんよね。

國松　その会話で元気になる人と気分を害される人の比率が変わってきてしまい、立ち位置が難しくなってしまったのですよね。最近の当院採血・処置室看護師の特徴は、「若いのに落ち着いている子」です。相手の気分を害さない子というか。すばらしいスタッフです。

尾久　たしかにそうですね。

國松　我々医師がパターナリズム、父性の存在だとしたら、バックヤードやスタッフは母性、寮母さんという感じです。親とは違う父性・母性の存在なので、患者にとってはどちらも必要なのだと思いますよ。そういう意味で、やっぱりチーム医療なのでしょう。

第6章 薬いろいろ談義

國松　精神科で扱う病気の一部は、精神症状が症状である内科疾患です。つまり、薬が効果的である精神疾患は、たまたま症状が精神症状なだけで内科疾患と考えるという理解です。だからこそやはり器質を診ることが大事です。

尾久　そうですね。そういう方向から精神症状を診るのは重要です。

國松　これは、精神疾患に限らず言えることかもしれません。例えば、乾癬という皮膚疾患は、症状が皮膚症状なだけで内科疾患だと思っています。生物学的製剤のような少し難しい薬剤が出ており、全身の副作用との兼ね合いで、皮膚科医の先生では正直ちょっと荷が重い薬が増えてきてし

JCOPY 498-02098

まった印象はありますね(1)。似たようなことが関節リウマチでも言えて、もう整形外科医は、薬物治療は内科にほぼ任せているのが実情です(2)。整形外科医とリウマチ科医では診療方針が異なります。この15~20年ですっかり状況が変わりました。

ところで、尾久先生はベルソムラ®(スボレキサント)を使いますか? 先日、他の先生に「ベルソムラ®は用途がない」って教えてしまったのですが、精神科では状況が違うかと思います。

尾久 ベルソムラ®は効く人もいますが、はっきりと効く人の数が多いわけでもない。でも、これは使いにくいということでは決してなく、効きがはっきりしない人が多いだけで、使いやすいは使いやすいんです。だから、処方機会は多いです。ただ処方機会が多いわりには、「ここ」という使い所は僕の中では意外にはっきりしていないです。

國松 なるほど、「効かないから使える」ということですか。薬効の点では用途がないのも正解ですね。副作用として悪夢を訴える患者が本当に多いので、どうなのか考えていました。

尾久 たしかに多いですね。

1 國 個人の感想です。
2 國 個人の感想です。

國松　しかも、描写すらしてくれないほどかなりきつい悪夢らしくて、継続できません。

尾久　悪夢はしんどいですよね。僕自身も、昔から入眠時の悪夢が毎日あるので、患者のつらさがわかるから中止することも多いです。

國松　オレキシンは覚醒させる物質で、栄養不足・飢餓状態などで増加しているらしいのですが、これは「眠ってしまうと敵に襲われて命の危険がある状況」に対する生体防御機能とされるらしいです。ということは、オレキシンは必要なんだと思うんですよ。オレキシンが増加していることで保っている「何か」がある人に、安易にオレキシン受容体拮抗薬など投与してはいけないというか、悪夢は悪夢で、防御反応なのではないでしょうか。「覚醒が悪」と考えるのは、現代だからかもしれないです。

尾久　なるほど。ロゼレム®（ラメルテオン）はいいと思います。僕も時差ぼけのときとかメラトニンは飲むこともありますね。

國松　加藤温先生は、ＰＴＳＤが潜在している人にはベルソムラ®で悪夢が出るという感想(3)を述べられていました。そういうあぶり出しとして使うこともなくはないということかもしれません。

3 國　加藤先生ご本人もあくまで感想だと強調されていたのでよろしくお願いします。

JCOPY 498-02098

尾久 なるほど、それはそうでしょうね。

國松 話は変わりますが、ルーラン®（ペロスピロン）は使いますか？

尾久 めったに使わないですが、統合失調症の患者で何をやってもアカシジアが出る人がたまにいて、そういう人にはときどき主剤として使います。もちろんペロスピロンでアカシジアが出ることもあるわけですけれども。抗精神病薬は選択肢がありすぎて、どう使うか迷うところです。2020年6月、ラツーダ®（ルラシドン）という薬が新たに発売されました。

國松 加藤先生はルーラン®をいわゆる抗不安薬に近い使い方をしていました。不安感をよく抑えてくれるらしいです。半減期が短く頓服に向いていて、ベンゾジアゼピン系ではないのでせん妄にも使えるとのことです。ただ、5-HT1A受容体への親和性があるので、錐体外路症状が少ないのは良いものの、たぶん制吐剤的には無効と言っていました。

尾久 それはいいですね。僕もやってみます。温先生も職人ですよね。総合病院で職人を続ける中で、そのような使い方になった試行錯誤の軌跡が何となく見えます。つい手癖で慣れた処方をしがちですが、引き出しは多いほうがいいですよね。ちょうど今もＳＳＲＩの使い分けについて別のベテランの先生と話していたときに、ジェイゾロフト®（セルトラリン）で吐く人が多いから、そういうときはかえって使い慣れたパキシル®（パロキセチン）とかルボックス®（フルボキサミン）をよく使うと聞いて、もちろんそれは個人の意見なんですが、そういうこともあるかもしれないなと思っていました。

逆に向こうも、僕がリフレックス®（ミルタザピン）を使っているのを見て、良さに気づいたみたいです。

國松　なるほど、それは私にとっても強烈に印象的な話です、すぐ臨床で使えそうな。

尾久　めったに古い薬は使わないいんですが、バリエーションはもっておいたほうがいいですよね。

國松　導入として慣らすのであれば、ルボックス®は良さそうですね。私は先日、ある文献でＳＳＲＩの初期の副作用にはモディオダール®（モダフィニル）併用がいいと書いてあって、椅子から転びそうになりました。

尾久　面白いですね。先ほどの先生の教えですが、やっぱりＳＳＲＩは半

JCOPY 498-02098

分か1／4から開始しているらしいです。

國松　やっぱり！（4）SSRIは少量になりますよね。

尾久　はい。特にジェイゾロフト®はかえって使いづらいという声もたまに聞きます。

國松　ジェイゾロフト®に関しては、最近デフォルトが1／2錠で、無理そうな人には1／4錠です。軌道への乗せやすさと逆相関なのが面白くて、乗ってからの安定感はいいのですよね。

尾久　そうですね。

國松　ということは、ハードSSRIを少量で開始して、ソフトSSRIで維持してもいいですね（5）。

尾久　かなり高度な話ではありますね。となるとパキシル®でしょうか。そんなにしょっちゅうは使わないのですが、数を使っていないと肌感覚がはっきりしないですね。

國松　パキシル®の問題点は、有名すぎるところですね。あと、あれは割線がついていましたっけ？ 最少剤形が5mgですが、よく見るのは10mgが多かったように思います。半分でいいのに……。初期量はかなり考えさせ

4 國 本当にまさに私もやっているのでこのリアクションです。

5 國 会話がノッて完全に話し言葉になっていますね。この場合、ハードSSRIというのは、パキシル®やルボックス®などを指し、ソフトSSRIというのはジェイゾロフト®やレクサプロ®などを指しています。ざっくりな話だとご理解ください。

られますね。完璧なＳＳＲＩがないです。

尾久 たしかにそうですね。パキシル®はパニック障害なんかにはいいんでしょうか、よく使っていますよね。デプロメール®（フルボキサミン）はたしかロゼレム®が併用禁忌でした。内科用ＳＳＲＩの開発をしてほしいです。あとは、少量テグレトール®（カルバマゼピン）など抗てんかん薬をまぶして良くなる身体症状の人を見抜きたいです。テグレトール®は副作用や相互作用も多いので、最近は新型のビムパット®（ラコサミド）を使える場面がないかと思っています(6)。

國松 テグレトール®のほうが安そうではありますね。私もビムパット®を出してみようかな。

尾久 痛みとかにも効果があるんでしょうかね。

國松 痛みにはテグレトール®はよく効くことがあります。でも、さすがに少しクラクラしますね。

尾久 いわゆる「テグレ酔い」ですよね。何度か目撃したことがあります。

國松 すごく痛いときにはクラクラしませんが、最近はトラムセット®配合錠（トラマドール／アセトアミノフェン合剤）がいいかと思っています。

6 **尾** オフラベルユースを推奨する意図はまったくないですし、基本はエビデンスです。しかし、エビデンスのない領域はあり、そういうところで苦しんでいる患者さんもまた存在しており、おそらく誰もが試行錯誤をしているはずです。

JCOPY 498-02098

トラマドールはSNRI作用があるらしいです。おまじない的に昼間も頓用でいけますけど、トラムセット®は何気にトラマドール37・5㎎とけっこう多く含まれるので、最初はトラマール®OD(25㎎錠がある)がいいと思います。鎮静が強い感じはありません。

尾久　なるほど、痛みは難しいですね。

國松　あらゆる「困った」知覚の症状をいっそ概ね知覚過敏だと捉えると、「リリカ®(プレガバリン)+サインバルタ®(デュロキセチン)+トラマドール」というのが至適な気がしています。これにさらにクロナゼパム(リボトリール®)を入れて、NSAIDを併用すれば完璧です(7)。これを、名づけてマルチターゲットセラピーと言います。医療現場は「一機序幻想(8)」が強いのが問題ですが、これは私が考えた、「異なる機序標的に対して同時に作用させたほうが治る」という説です。

尾久　それ、すばらしいですね。併用ということですよね。てんかん治療とちょっと似てるかもしれないです。

國松　おお、そうなんですか。用量はどちらかというと少量ずつです。

尾久　抗てんかん薬も基本は一剤だと思うんですが、併用せずにチェンジ

7 國 話し言葉のノリで言ってしまいましたが、完璧ではないですね。

8 國 なんでこんな言葉を使って話したのか、今になってはよくわかりませんが、要するに「ひとつの病態機序でその症状が起こっているはずだから、使う薬剤もひとつの機序にだけ作用させるだけで患者は良くなるはずだ」とする風潮を良くないものとして言っているものと思われます。

が大原則とされている抗精神病薬や抗うつ薬と異なり、重ねている人が多い気がします。作用するところが違うからだと思いますが、そこが違いです。

國松　靴を長持ちさせたかったら、たくさんの靴を同時に所有するのが一番なんです。履き回すわけです。一足の靴だと、つぶすのが早い。心不全の治療もきっとマルチターゲットセラピーがいいはずです。β遮断も、ARBも、硝酸薬も、全部いるはず。そう思います。マルモ（マルチモビディティ：多疾患併存状態）とか言って引き算[9]してる場合ではありません。そういう言葉をもち出さないと状況を理解できないのは問題です。

尾久　心不全にこの考え方が必要という話は、たしか國松先生の外来に心不全のおばあさんが来たときに教えてもらったように記憶しています。

國松　マルモは、今さら感というか、臨床の場での新規性という文脈で論点がどこにあるのかわかりかねます。例えば精神科の患者でも、一人の患者の中にいろいろな状態が共存しているし、膠原病やリウマチの患者でも多疾患状態は当然のことです。例えば思春期の体調不調だって、多彩な感情や心理、精神状態や環境問題が併存しています。とっくにみんなやって

9　國　賢く、ならOKです。

JCOPY 498-02098

きているこことに対して、何に問題提起しているのか逆に知りたいですね。医療経済なのでしょうか?

尾久　まあたしかにどの患者も複雑系ですよね。どうしても普通の病棟管理のように見えてしまうのですが、とても多くの人に受け入れられているようなのでやってみると違うのかもしれませんね。

國松　なるほど。何かの反省に基づくものかと思っていました。

尾久　マルモというのは臨床研究の俎上に乗せるための定式化と関連がある言葉のように思います。つまり、「複雑な人の病棟管理」と言ってもフワッとしているので、「多疾患並存」という概念の明確な定義を作り、そこに均一な介入を行う臨床研究が行われ、それがエビデンスになっているのだと思いますが、そのエビデンスをもう一度臨床に返すときの方法論について教えてくれているという話なんだと思います。つまり日本語の小説を外国語に翻訳して、その外国語版の小説をまた日本語に翻訳したようなノリなので、「奇妙な日本語だな……普通に書けばいいのに」みたいな感じに思えるのかもしれないですね。

國松　「臨床研究用の概念」ということですね。どうりで我々のような実地臨床家と良好に相容れないわけです、納得しました。こういう話があります。線維筋痛症は、米国であういう慢性疼痛の患者があまりに多くなり、病名がつかないが医療が必要、保険金がおりないという問題が生じた結果作られた基準だと聞きました。バイオロジカルな側面から収集された疾患概念ではないんですよね。いわば、後付けで定義したもの。つまり線維筋痛症というのは、一定数生じる「疼痛」の人たちからなる不均一な集団なのだろうとは思いますが、概念として、社会的疾患というか、実態がないと保険金のための書類が作れないのでやっぱり無理やり作った基準だと思っています(10)。

尾久　興味深い話ですね。

國松　それはさておき、先ほど尾久先生、新薬の話をしていましたよね?

尾久　ラツーダ®(ルラシドン)ですか?

國松　はい。あと、オレキシン受容体拮抗薬も新薬が出ましたよね。そのあたりはいかがですか?

尾久　それはデエビゴ®というのですが、使ったことがあまりありません。ラツーダ®に関しては、ジプレキサ®の代わりにならないかなと密かに期

10 國 患者さんの苦しみと疾患定義の話は分けて考えていますので(念のため)。

JCOPY 498-02098

待していますが。ジプレキサ®しか効かない人というのが臨床上ひとまとまりいる印象をもっているのですが、糖尿病があると使えないのでなんとか代わりをと思っていて、そこに使えないかなと。

國松　ジプレキサ®の体重増加はよく見ますよね。ロナセン®は体重増加の副作用はありませんでしたよね？

尾久　ロナセン®は人にもよりますが、普通はそんなに太りません。また、同じ会社からロナセン®テープという抗精神病薬として初めての貼付剤が出ていて、それがけっこう使えます。

國松　インヴェガ®とリスパダール®は使い分けますか？

尾久　はい。特にロジックがあるというわけではないのですが、シゾにはインヴェガ®を、その他にはリスパダール®を使うことが多いです。

國松　なるほど、どうりで私がいっさいインヴェガ®を処方しないわけだ。

尾久　インヴェガ®は本当にシゾに特化していて、とてもいい薬です。基本は朝食後ですが、眠気が出たりするので人によっては夕に使うこともあります。持効性注射剤であるゼプリオン®（パリペリドン）に移行できる薬なので重宝しています。精神科病院では非常によく使用しますね。

國松 インヴェガ®はどうやら薬理作用として、睡眠中に副交感神経優位になると腸が動いてしまうため朝に服用すべきということのようです。食後じゃないと作用が低下してしまうそうです。

尾久 言われてみると、たしかにインヴェガ®はたまにそのまま便に出てきちゃう人がいますね。

國松 腸の蠕動が活発化してしまったのでしょうね。

尾久 徐放剤はビプレッソ®(クエチアピン)もそうですが、難しいです。徐放剤に限らず精神科では用量調整がほとんどいらない薬が増えてきていて、「○○にはこれだけ」みたいなセット感が強くてかえって使いづらいです。我々が内科外来でよくやるような微調整が効かないのです。

國松 なるほど、まあ時代はそうですよね。いま一番仲間にしたいのが、臨床の超絶できる薬剤師です[11]。

尾久 絶対どこかにいますよね。

11 國 本章「薬いろいろ談義」は、なんだか消化不良(?)な気がしました。いろいろな種類の薬をもっとたくさん、延々と話し合っても良かったかもしれません。また、薬剤師さんの参入をぜひお待ちしております。

Le détour II

國松　内科と総合診療の違いとか、間口の広さの解釈は、人それぞれ違うということをいろいろ診ていると感じます。南多摩病院は内科と呼んで何でも診ています。

尾久　つまるところ、内科と外科しかないと思うのですよ。定義は人それぞれでいいと思うのですが、内科のほうが総合診療より狭いとする捉え方もあるようです。

國松　我々がやっているのは内科外来ですが、世の中的には総合診療ムーブメントなるものがあるらしいですね。うちの病院は単純に内科としか呼んでいません。つまり「総合」とついてはいませんが、何でも受けている印象です。内科(1)のイメージって、患者はどう思っているんでしょうか。

尾久　どうでしょうね。僕らの診ている感じで言えば、「身体が困ったらど

1 國 これは表記の問題で、「内科」という単語から患者がどういうイメージを抱くかというニュアンスです。

んなことでもまずかかるところ」というものではないでしょうか。高齢者のほうがどちらかと言うと内科で身体全般をお願いするという傾向で、若い人はわりと「疾患」や「診療対象」をチェックして消化器内科を指定するなど、専門各科にかかることが多いかもしれません。

國松　基本的には内科外来で文字どおり何でも診ていますね。これが世の中の総合診療の目指すところらしいですよ。まず初診外来で「何でも診る」ことを、広めたりその診療能力を均てん化させたりするために総合診療専門医制度もでき、断らないで診療することを定着させようとしているようです。「総合診療」のくくりに当てはめなくても、内科で何でも診てしまえば良いと思います。と言っても、我々も何でも診ているようでいて、実は少し振り分けはされています。例えば、明らかに帯状疱疹であれば受付の時点で内科ではなく皮膚科に案内していますし(2)、尿管結石っぽければ最初から泌尿器科に行ってもらいます。

尾久　たしかにそうですね。最初の時点で明らかでなければ、各科っぽい症状の人も我々のところに来ますね。

國松　どこか痛い、例えば右上肢がしびれるみたいな症状のときには、受

2 國 最近の状況は変わり、普通に通して内科外来で診たりしています。

付の看護師の判断で先に整形外科に行ってもらうこともあります。それで、整形で診たけれど「全然違った」と言って内科に来る場合もありますね。病院全体で考えれば、「うちの科じゃない＝何ともない」ではなく、症状をきちんと受け止められていると思います。あとは、これは普遍的なことではなくローカル要素になってしまいますが、この南多摩病院の周りに総合病院が密集していません。ぽつりぽつりと大きめの病院が点在するなかのひとつとして、詳しい検査や入院ができる施設という位置づけでありつつも、大学病院ではないハードルの低さ、駅に近くて建物も新しめだから若者にとっても入りやすいということがあります。そういったアドバンテージとも言える要素のおかげで、何でも診ることができて、病院全体で本当の内科(3)というものを体現できているのではないかと思います。話題にしなければあえて意識することはないですけどね。あとは、いま言ったこととは別にシステム上、最初から各科に振らないケースがけっこうあります。例えば、あからさまな下痢と腹痛を生じている場合、いきなり消化器内科には振りません。それはマンパワーの問題もあり、我々初診外来担当がまず診て、そこで解決しない場合にコンサルトします。うちの場合、

3 国 この場合の英語の訳は、"medicine"だと思います。

すごくうまく回っているので、「総合」とあえてつけなくても問題ないですね。

尾久　外科疾患も最初は内科が診療していますよね。だから南多摩病院では「ファーストタッチの診療科＝内科」みたいになってますね。

國松　そうですね。だからつまるところ窓口になっています。もしかするとこの議論は、「総合」にこだわりのある先生方には不満かもしれません。私が昔から言っているのは、「内科＝総合内科」です。つまり、内科の中には総合的に診ることが含まれています。内科はそもそも全部を診るものだと思っているので、「総合内科」という言葉の時点で私の中ではすでにフェイクのように感じるところがあります。「何のために総合をつけたのかな？」「二重になっているけど？」と思います。

尾久　そうすると、やっぱり内科以外と言うと外科しかなくて、臨床医学というものは内科と外科しかないような気がします（笑）。

國松　そう、基本的には内科か外科なんですが、歴史の中で必要に応じて分類ができてきたと思うので、長年かけて分類された各科の存在をなめてはいけないと思います。合理性や、学問的にそういった分類ができたと思うので、変曲点などを調べると面白いかもしれませんね。ひとつ言えることとしては、内科の中で細分化していって今のような診療科が出来上がっている背景には、全部を診るのではなく、より高度なものを扱う人が別でいたほうが良いという時代的な要請もあるかと思います。なので必要な専門性でしょうから、軽んじるべきではありません。

尾久　それをスペシャリティと呼ぶべきなのかどうかはわからないです(4)。

國松　個人的には原点回帰しているイメージです。視座が少し専門的なほうに偏り始めたから、視野を少し広げて「そういえば専門科以外に一般内科の部分がたくさんあったよね」ということなのではないでしょうか。

尾久　診療科を分けるとこぼれるものが出てきてしまいます。必ず狭間ができてしまい、そこが本当に疎かになってしまうのが臨床における問題点です。

國松　その狭間の部分が我々にとってはすごいおいしいところですよね。めちゃめちゃ面白い患者が紛れていて、専門医がこぼしてくれるからこそ逆に診ることができるというのもあります。言葉で定義してしまうと範囲

4 **尾** 発言しておいてなんなのですが、スペシャリティですよね、これは(笑)。

が狭くなってしまうのが難点ですね。定義しなければもっと曖昧なままで、健全なのかもしれないです。

尾久　「エビデンス」も同じかもしれませんが、定義したり決まっていたりしないと不安なんだと思います。精神科とか脳神経内科とか。

國松　そう考えると、分類としては、自分の診る範囲を決める人と決めない人ということかもしれませんね。そして決めない人の場合、それこそ思春期とか、微妙な発達障害とかを扱うことが多いのかもしれないです。「この患者は発達障害だ」と意識せずにうまく診ている先生っていますよね。「この人は分類上○○の特性がある」とか言わずに、身体表現性障害とかも「この人はこういう人だから」という感じで診ている。これは開業医でもやっているし、なぜか整形外科とか泌尿器科クリニックの先生、オペからは離れたベテラン脳外科医が診ていたりして、つまり問題は科じゃないってことです。範囲を決めない先生が、いわゆる薬だけで解決できないような難しい患者を奇跡的にうまく診療していて、担当医が変わった瞬間に破綻することもあります。こういう意味で、内科というものの範囲を曖昧にしておいたほうが、我々のような枠を決めない人には楽なので、各専門領域の分類や定義の側から勝手に我々の診療上の行動範囲を決めないでいただきたいですね。

尾久　僕の中での理想化された内科のイメージは、コモンディジーズを当然診て、他の各専門診療科の疾患もすべて十分ではないけれど、可能な限りあらゆる専門性を高めるつもりで日々勉強しながら、専門医に負けないように頑張って診ていくみたいな感じです。総合診療科と言うと、〝つまらない〟コモンディジーズを押しつけられる科というマイナスなイメージを抱く人も少なからずいて、その払拭に注力している人もいるわけですが、そのマイナスイメージをそのまま内面化して、〝つまらない〟コモンディジーズを引き受けてやってる的なスタンスの総合診療科というのもあるように思います。

國松　それはどうしてなのでしょうね。

尾久　結局は疾患を見つけられていないのかもしれないですね。

國松　そうですね。これまでも何度も言ってきましたが、やはり臨床能力の問題と言えるかもしれません。

尾久　臨床能力ってわりとわかりづらい能力で、診療の質が大事だというときに、もしかしたら周りのコメディカルなどには不必要・無駄な検査をいっぱいやっていると思われるかもしれないことが実は必要なこともあります。例えば僕の場合、シゾ、早発の精神病に対して、ただ抗精神病薬を点滴すればいいと周りは思うかもしれないけれど、疑わしければ先に髄液検査をして脳炎を除外したほうが診療の質は高いですよね。でも時間や労力がかかるので、質を理解してもらうことは難しいと感じます。これはコメディカルだけではなく、医師の中にもある程度ルーティンだけでやっている人もそうかもしれません。

國松　今ふと思い出したのは、国立国際医療研究センターに私がいたころのことです。診療科の名前は総合診療科でしたが、総合内科としてやっていたつもりです。大事にしていたのは周囲の信頼を勝ち取るという感覚です。結論から言うと必勝法はなくて、時間はかかります。ただ、周りがすごいと思うようなことを連発しているとしだいに信頼されてくるので、この先生がやっていることには一つひとつ意味があると思わせたら勝ちです。ただし、失敗するとリセットされてしまうので、本当に信頼を確立するには時間がかかります。だからもどかしくて当然なので、一人あるいは少人数で臨床をいかに楽しく盛り上げるかが肝ですが、かならず臨床好きな医師や看護師など周りに共鳴する人がいますので、そこで仲間を見つけていくしかないかもしれません。地味で地道な話です。

尾久　いや、面白いです。

國松　三森先生には「尊敬を勝ち取りなさい」と教わりました。コメディカル含め、周囲から尊敬されないと、例えば誤嚥しか振られないような人になってしまう。リスペクトがあれば押しつけられないのですが、尊敬を勝ち取るのはなかなか簡単ではありません。この教えはずっと意識しています。尊敬されなきゃいけないのなら、相当勉強しないとダメだなと思いました。専門医にすごいと思われないとダメってことですから、かなりハードルは高いです。

尾久　専門医に「ちょっとずれてるな」と思われることをやらないようにはすごく気をつけますよね。

國松　本当は、救急は60点、総合診療ないし内科初診は80点取れば合格なんですが、専門医は救急に85点くらい、総合診療に99点くらい要求します。本当は60～80点くらいで、「あとは俺たち専門医に任せろ」となるはずなのですが、なかなかそうは思ってくれません。これはどちらかと言うと、ここでする話かどうかは別ですが総合診療科というよりも「専門医とは」という話になります。私の中で臨床が大好きな専門医のイメージは、自分の科のことは当然のようにできて、研鑽もまったく怠らないうえに他科のことにも首を突っ込む姿勢をもっています(5)。そのような専門医は周辺のことにも親和性が出てくるので、患者を振られたときに面白いと喜んで診てくれる先生が多いです。患者受け渡しのときにそれが如実に出てしまうので、その専門の先生のマインドがジェネラルかどうかは簡単にわかります。

尾久　ちょっと思ったのですが(6)、ジェネラルというよりは自分の仕事だと思っているのではないでしょうか。あらゆるものを自分の仕事だと思っていて、よく考えてみたら専門家に頼んだほうがいいかなと気がつくような感じです。

國松　そうですね、特にジェネラルとかも意識してませんね。やっぱり範囲を決めないということなのでしょう。これを無意識にやっている。

尾久　自分が診たくない、わからないというのを俯瞰して、理解・認識していかなくてはならないと思います。

5 國 「ああ〜」と思い浮かんだ臨床医がいますね？ それです！ その先生こそが真の専門医です！

6 國 この尾久先生の発言は、全専門医が〃刮耳〃して聴いたほうがいいですよ。一字一句覚えてたまに音読するとかしたほうがいい。

國松　それがすなわち臨床能力で、質というか知識だったりします。知っていれば、これは外科が診たほうが良いとかの判断が絶対にわかります。この判断は診断能力です。わからない、不安になる、どうしようもなくなってパニックになり、ろくに診ないうちから「これは自分の診るものではないから」とすぐ断る人がいますよね。一方でそういう患者を診療の合間にちょっと診て診療できてしまう人もいます。だから、診断能力は宝です。

尾久　ということは専門医というよりも、自分の科で診るものの境界がわかっていないだけですね。

國松　「専門科だから」というロジックではなく、単純に診断能力がないだけですね。診断って、そもそも定義・前提として科という分類はないはずです。この話が通じなければもうアウトですが、実は通じない人が多い。診断の後の治療はいくらでも専門科に細分化してくれていいですが、診断の時点では診療科は関係ないはずです。

思春期は誰が診る？

尾久　そういう意味から思春期の話をすると、思春期全般を診る人というのはいるんでしょうか。思春期って、けっこう精神科的な要素を含むことが多いですよね。でもそれを、「いや、これは菊池病です」と診断するのはもしかすると我々の仕事なのかもしれません。とはいえ、思春期はほとんど病気じゃない人が多いです。

國松　だから、これまではその層の優先順位が低かったのだと思います。フィジカル面で見れば一番病気が少なくて、あまり気にしなくても大丈夫な年齢帯です。生活の質や社会問題が話題にできるほど社会が成熟してきたということでしょう。昔は疫病などで死んでしまうことのほうが問題でしたが、それを徐々に克服し、癌などへの対処も上手になり、デバイスや医療技術、薬が進歩し救える命が増えました。今や研修医でも希少疾患や難病と言われる疾患の診断ができるほどです。そこで本来病気が生じない、あまり気にしていなかった思春期にも目を向けられる余裕が出てきたということなのではないでしょうか。ある意味これまで置き去りにされて

JCOPY 498-02098

きた年齢帯なので、思春期をとりわけ全般的に診るような人は、まだ物好きの部類になってしまうのではないかと思います。小児科の先生がたまに意識高く思春期に力を入れていますけど、これもちょっと間違った方向に行ってしまいやすいので注意が必要だと思っています。逆に、内科医が思春期を意識することはほぼなくて、差があるような気がします。内科医は、特に分けることなく普通に診ているのでしょう。時代の要請で、この世代を特化して診療したいと思えば、「専門家」が急に学会を作り始めて専門医制度とかできてしまうと急につまらなくなりますね。

尾久　「思春期総合診療医」とか出てきそうです。

國松　成人の内科も診ようとしている小児科医がいる中で(7)、さらに診療範囲を狭めようとする動きが絶対あります。

ところでコロナの影響で今、思春期の子の具合が悪くなることがグッと増えています。なのでこの思春期年齢の子たちを、臨床医は当たり前のように診れなくてはいけません。

尾久　思春期で実際に病気だったパターンの経験ってありますか?

國松　感染症が多いでしょうか。

7 國 ごめんなさい、これは勢いで言いました。成人の内科も診ようとしている小児科医というのは稀有な存在だと思われます。

尾久　伝単(8)は多いですね。

國松　はい。伝単、菊池病、急性腎盂腎炎、虫垂炎、あとはマイコプラズマ肺炎など感染症が多いという理解でいいと思います。感染症以外では、膠原病領域含め、たまにいるけどそんなに多くありません。

尾久　ということは、1回目の〝思春期的〟腹痛と虫垂炎は鑑別に悩むことがありますが、基本的にはあまり迷わない、間違いが起きないということですね。

國松　思春期特有の内科疾患というのはそんなにないと思います。ざっくり分けて感染症と免疫が関連する病気という感じです。器質的疾患に限れば、普通に内科医が診療できる範疇だと思います。苦手だと感じやすいのは俗に言うメンタルとか社会調整とか、検査に異常がないけれど気持ち悪がっている、朝起きられない、月曜行けない症候群などで、そういうのは普通の内科医だとやっぱり拒否反応が出て、心療内科に紹介して終わりにしがちです。そのことを問題とするのであれば特有かもしれませんが、器質的にわかりやすい症状がある場合には、何の問題もなく診れているのだと思います。問題になるのは、ずっと吐いているけれども単純にウイルス

8　伝染性単核球症

感染症ではないなと思ったときとか、聞いているうちに学校や親とのことが絡んでるなと思うと急に難易度が上がったように感じて、そういう子は急に診療難民になります。「精神科も違うし、小児科も違うし、心療内科……うーん」と悩むかもしれません。かと言って消化器内科に行ってしまうと、たぶんカメラ検査の刑に処されて(9)、結局「何の異常もありませんでした」と言われて終わりのパターンになるので、かわいそうです。カルテ記載のテンプレは、「心療内科などへの受診を勧め、当科は有事再診とした」でしょうね。

尾久　こういう子に消化器への受診を勧めるのは気の毒な気がしますね。でも「心療内科を早期受診するよう伝え、有事再診とした」と書かれるパターンが本当に多くて、解決になりません。

國松　メンタル要素が感じられた瞬間に狭間に落ちちゃう難民が生じます。メンタルは内科医がサーッと引いていく部分ですね。

尾久　でも精神科って内科だと思うんですよ。外科ではないから内科領域ですよね。しかも身体症状が出ています。

國松　それは全力で賛成ですね。身体症状を訴えるほうが多いですよね。

9 國　器質の除外は重要です。

尾久　はい、身体症状はみんな出します。ゆくゆくは家庭内暴力とか、そういった側面が出てくるかもしれませんけれども、まずは身体症状です。

國松　そう考えると内科ですよね。だって、精神科が外科だということにはほぼ全員反対でしょうから、つまりは内科です。

尾久　はい。

國松　いくら内面と言っても内面は体の中にあるわけですから、身体を問題にしている時点で内科です。内科診療をしたうえで身体的な病気がなければ、そこで初めて精神とか心因、背景にある特性や社会的要因を考えるという手順でいいわけです。

尾久　病気の根本解決が苦手という可能性がありますね。つまり、病気の痛みを取るとか、患者が苦痛に感じている症状を改善するのがすごい苦手ということです。

國松　治療が苦手ということなので、これはすごくまずいですね。この瞬間、全医者が反省したほうがいいですよ。治療が苦手って、敗北感が半端ないです。今日、夜ぞわぞわして寝られないかもしれない。

尾久　でも、原因がよくわからなければ対処しようがなくなってしまいますよね。原因疾患という答えが決まっていない症状に出合った瞬間に対処法がわからなくなり、とりあえず自分の専門ではないという理由でどこかに捨てている構図ですが、恐ろしいことです。

國松　解決に向かわせることが苦手な人たちということですか？

尾久　あるいは、解決法が決まっていない場合です。

國松　そういったものを診断がつかないとか、何か他のせいにして言い訳しているのですね。

尾久　そうです。精神科医が心理士の先生に精神療法を依頼するときもこのパターンが多いです。

國松　自分が本当の原因を見抜けないことを、「パニックの既往があるので」とか言って精神科に回すのは言い訳ですね。

尾久　自分がわからないことを勝手に外在化しているわけです。

國松　冗談抜きで、すべての医師が反省しなくてはいけないですね。

尾久　どんなに専門性が広い人でもすべてを知っているわけではありません。すべてのことをすみやかに理解できるわけではなく、必ず自分の限界・際《きわ》があります。この部分を自分がどう扱っているのか自覚的じゃないといけないと思います。その認識をすることで、自分がわからないことを認めることができ、その後調べることで際《きわ》の境界線を外側に広げることができるのではないでしょうか。

國松 際《きわ》を理解することは臨床能力や診療の質を高めることでしかできないと思います。ほとんどの人がわかったつもりでいるだけで、本当にわかっているわけではない。

尾久 やってみないとわからないのだと思います。僕が診たヒステリーのケースも、器質因があるのかないのか本当に判断がつきにくくて、神経伝導検査のオーダーを出そうとしたら、神経の名前と「F波」とかいうのがバーッと出てきて全然わからなくて、際《きわ》を認識しました。やってみて初めて何も知らないんだなと気づきました。

國松 やっぱり、現場を見に行かないと、実際にやってみないとわからないですよね。例えば「こういうときにHLAタイピング検査を出せばいい」とわかっていても、その先が不案内なことが多いですよね。いざ検査を提出しようと思ったら自分の病院ではやっていないとか、全額自費だったとか、HLA検査と一口に言っても種類がたくさんあるとか、伝票を処理しようとしてみて初めてわかります。フワッとイヤーノートレベルの知識があっても具体的、実践的ではなかったとわかります。

尾久　懸念点としては、自分がやってしまったことで治療が遅れることへの不安です。これはたしかに問題としてあると思います。

國松　それもある意味臨床能力と経験で乗り越えることだと思いますね。講演会とかでも、例えばこういうときはＳＳＲＩを出せばいいとか言うと、講演後に「ＳＳＲＩ出したことないのですが、どうすればいいでしょうか？」「そもそも出していいでしょうか？」と質問されるので、具体的な使い方を教えるようにしています。薬の使い方は具体的な話になるとかなり手前に際《きわ》が発生しますので、理想どおりにはなかなかいかないですね。

尾久　そういう意味では、自分の中ですべてのものを前に進めることはできていなくて、どこかはやはりルーティンになっているのでしょうね。それは処方かもしれないし、診断プロセスかもしれないです。このことには最近気がつきました。なので、最近は処方も患者の不利益にならない範囲内でなるべくいろいろな薬を使ってみるようにしています。漢方の勉強も始めました。

國松　そうですね。ルーティン化した時点で殻を破れません。違うことをやってみるのは大事ですが、そのためにもある程度仲間が必要です。つまり、自分の診療経験を話す相手がいたほうが良いですよね。開業医の先生は常に一人なので、できることをひたすら繰り返すことになり、ルーティンになってしまうのも無理もない気がします。あながちそれではダメだとも言いにくい環境ではないかと思います⑽。

尾久　そうですね。自分が診た症例が興味深かったときに、それを話す相手が誰もいないといきなりつまらなくなりますよね。

國松　そうそう、診たものを言いたいですよ。臨床を楽しくやっている人は絶対に探せば近くにいます。「こんな患者がいてさ」という話を医局の雑談レベルで絶対にしているので、そこで仲間を見つけてください。仲間がいれば、何でも診るという姿勢になれる気がします。何でも診て、その話をしたくなります。「誰も診ないから、診てみたんだけど」という入り口でもいいんですよ。実際に診てみたら大したことなかったというのでもたぶん言いたくなって、それが数稽古で積み重なるとレベルアップできます。

10 國 要するに仕方ないということです。

診たことを話せる仲間の存在

尾久　仲間はどこにでもいますよね。それで仲間内の話自体もだんだんレベルアップします。前は医局で稀な疾患を診た話で盛り上がったけど、もう今や報告すらしないとか、経験に応じて話題自体も進歩します。

國松　話題の質も前とは変わって、上がっていきますよね。やっぱり言葉にして仲間に言うことは前提としてかなり大事かもしれないです。「内科外来でどこまで診るべきか」というテーマの座談会を１００万回したところで何も解決に向かわないです。

尾久　その議論は、必要だから誰かがやってもいいとは思いますが、僕はしたくないです。

國松　それよりも誰しもが仲間を見つけて、自分のした診療を言葉にすることが大事です。人に伝えると、何か不誠実なことがあると自分で気づきます。安全面に関することでも良くて、例えば私が急にメチルフェニデートを出したら、内科では見慣れない薬ですし、「あれ?」ってなりますよね。そこでコメントが入るので、説明する。不適切なら訂正する。正当と思うなら合理性を説明する。明日からも、周りの医師がドン引きしないような診療をする姿勢に自然となっていきます。

尾久　診療の時点で仲間の目を意識しますからね。

國松　師匠の先生がいつも見ていると意識するのでもいいですし、この後仲間に話すという意識で診療するのでもいいです。

尾久　常識から外れないためにかなり大事ですね。

國松　それは、臨床を思いっ切り楽しんでやる人たちにとってすごく大事なことです。この線引きができていないと、下手すると面白がってどんどんエスカレートするだけになってしまいます。それはやはり危険なので、仲間に話してドン引きされない診療を行うことが大切です。これはたぶん、いま初めて言語化しました。臨床をうまくやっている先生はどの先生も、たぶん無意識でやっていることです[11]。

尾久　だから、場合によっては少し突飛と思われうることをするときには、必ずカルテに思考経路をめちゃくちゃたくさん書いてます。後で説明する場合のことをやはり意識しているのだと思います。

國松　そうですね。カルテは自分のためにわけではないと教わった

11 國 ちょうどこのあたりを校正しているときに、尾久先生から症例のシェアがありました。

し、私もそう教えていました(12)。9ヵ月後に当直医が見たときに役立つように書く、3年後に再入院したときの担当医が参照するために書くようなものですので、いま見たときのことを記録しておく必要があります。見られていることを意識するのはすごく大事ですね。ここはちょっと手を抜いたとか、別の薬でごまかしたということがあっても良いと思いますが、他の人に言えることが前提です。だから、返す返す思いますけども、外来の振り返りはかなり効果が高いですね。「臨床力が向上するためには?」という問いに対するひとつのアンサーにしてもいいレベルです。

尾久　たしかに、相当効果があります。振り返りは大事ですよね。これの意味がわかっていない人は、そう聞くと後輩に対してフルプレゼンテーションを求めたり、カンファにやたら時間をかけたりするかもしれないとふと思いましたが、僕はあの雰囲気がとても苦手です。

國松　私の考える理想的な振り返りは、電子カルテをうまく活かすイメージです。プレゼンテーション会ではありません。カルテ記載を流用して、要するに内容がわかればいいのです。研修医だったら、カルテがまだ書きかけであっても患者をちゃんと診ていれば、指導医に言葉にして話すこと

12 國「人は言葉で説明できないとき、間違いを起こす」と教えてくれたのは三森先生です。

ができます。だから指導医が言わせればいい。そのときも、尾久先生が言ったように、「それはレビューオブシステムってこと？」とか不要なツッコミをするのではなく、ほしい情報から順番に聞いてあげたほうが、研修医にとってもどんな情報が重要なのか勉強になります。外来はいろいろな情報から必要なものを抽出する「掻い摘み力」が重要です。ガチガチのフルプレゼンは、初期研修医や学生のときに入院患者などでやればいい(13)。臨床現場ではさばかなくてはいけない人数や時間圧があるので、外来と病棟ではメンタリティも違うし、的確に掻い摘む能力が求められます。これを体で覚えることが、技術の向上だけでなく安全面の改善にもつながります。あとは単純に、わからない症例を話し合うというのももちろん重要です。

尾久　一人の患者に対する時間のかけ方も、外来と病棟ではまったく違います。

國松　外来特有のことがすごくあるのに、なぜか入院患者対応をひととおりできている人や年数を積んだ人がやるものだというイメージが外来にはあります。例えば、呼吸器外科を大病院でずっとやっていた人が、独立し

13 **國** あれはあれで、基本形みたいなところがあるので、学会とかにも出られるように身につけておいたほうが良いと思います。

てクリニック開業という事例を聞いたことがあります。普通に考えたらできるはずなくて、日々気胸オペだけをやる呼吸器外科クリニックでもなければ無理です。最近増えている、透析のブラッドアクセスを作る専門クリニックは、腎臓血管内科の先生が独立して開くとすごくいいと思います。そうではなく、外科医としてやってきた人も内科全般を診るクリニックのように開業することが多いですよね。「外来でしょ？ 入院患者をこれまでたっぷり診てきたしできる」と思っていると、ちょっと違うのですよ。この違いに気づいた先生はメキメキと外来力をつけていくのですが、気づかないとルーティンの殻を破れず、基本Do処方で、たまにイレギュラーな患者が来ると「もう無理！ 紹介！」というようになってしまうのだと思います。

尾久　孤独になってしまう危険がありますよね。入院は看護師とか他のスタッフの目もあり、ある意味安全なので研修医や後期レジデントが主体となって診てもいいとされていると思うのですが、外来は各ブースに分かれていて、突飛な間違いを起こしてしまう可能性があるので、振り返りや仲間のフィードバックを意識することが大事なんだと思います。

國松　そういった間違いを予防しようとすると、一人では間違いを犯さないように縮小(14)してしまいがちで、無難だけれどそれはイマイチなんです。かといって、できないのにやる範囲を拡大したら危なくてしょうがないし。だから、仲間作りから始めて、趣旨を理解して言い合える人を見つけて、振り返りとして必要な情報だけを聞いて確かめ合うプロセスで、他の人の助けも受けてやる範囲を拡大させていくことです。

尾久　いま、急に思い出したのですが、初期研修の日直の後に振り返りをやっていました。必ず1年目全員の診た患者のことを振り返るようにしていました。あれは良かったなと思います。

國松　そうなんですね、それはすばらしい。かっこよく言えば思考プロセスをトレースして、安全面とジャッジを確認し合っているんです。もし話さなければスルーしてしまうことも言葉にするのが大事なんですよね。何もなければ外来は普通にやれてしまいます。だから、この振り返りをやらないと全部が無難に終わってしまい成長しません。時間がたつにつれてどんどん差だけが開いていってしまうので、経験が浅いうちから外来の質を高めるための仲間を作ったほうが良いと思います。あとは、メタ認知とい

14 國 萎縮とも言います。

うか自分を俯瞰してみるスキルをもち合わせることも大事です。

疾患的なこと

尾久　思春期内科（仮）というものができたとして，除外すべき疾患は少ないかもしれませんが，僕の視点からひとつ挙げたいのは統合失調症です。かなりの人数います。

國松　永遠のテーマですね。

尾久　統合失調症は，特に初期には体の不調を訴えて内科に来ることも多いので。

國松　そうすると，やはり内科医がしっかり習熟したほうが良いですね。

尾久　パッと見つけてパッと専門医に送れたらとてもいいですね。「精神科のことは知らなくていい」ではなく，診断してコンサルトするために必要だから知ってほしいなと思います。見分けるポイントは，起きていることに対して淡く異常な意味づけをするというのがすごく特徴的です。身体症状についても普通の思春期の子たちと少し違って，いやがらせされているように感じたり、周りの人がそうさせていると感じたりします。こういうのは言葉の端々に出てくるのですね。

國松　それをわかるようになるには聞いてみないといけないので、内科医が普通にやるのは難しいですね。内科医の良くない点は、器質以外のことをあまりにひとくくりにしすぎるところです。意味づけしているかなんて当然考えないでしょうから、尾久先生が言うような区分けをするところまでいかないと思います。

尾久　僕からすると、菊池病とか伝単と同じ並びに統合失調症があって、それとは別の並びにいわゆる〝メンタル〟の問題があるという感覚です。

國松　たしかに、普通に同列に考えますよね。しかも統合失調症は知らないと言い訳できないくらい有病率が高いです。完全なシゾが100人に1人くらいで、淡いものも含めれば相当な人数が「モヤッとシゾ」なので、多少は知っておいてほしいです。別にこれは治療を始めろということでは1ミリもないですけど。

尾久　診断の段階ですね。精神科の良くないところは、DSM-5とか言って診断からして内科とはまったくの別物のように思わせてハードルを

JCOPY 498-02098

上げていることですが、診断には何科とか関係ないです。

國松　思春期ということで言えば、疑ってみたけど違ったと、別に空振りしてもいいんですよ。おそらく将来、統合失調症になる子かもしれないけど、症状はまだまだ淡いでしょうから。とはいえ、思春期年齢での淡いシゾの存在を受け入れてもらうには、社会の成熟も必要かもしれません。精神科に回されたことを執拗に気にする親や子が出てきてしまうこともありえます。ただ、私の経験上の話で恐縮ですが、たいていの人はちゃんと精神科に来てくれますよね。

尾久　そうですね。精神科の専門性がどこから出てくるのかちょっと考えてみたのでいいでしょうか。先日、ある病院でリエゾンをやっていたときに、「身体表現性障害」が疑われてコンサルトされた患者がかなりはっきりとした急性期の統合失調症でした。診察した瞬間にこれは一般床での入院は厳しいとわかるレベルだったので、その日のうちに転送してもらう判断をしました。行動の予測が立たないので、夜勤帯などでどんな事故が起こるかわからない。そういった、今日転送すべきかとか、部屋は保護室のほうがいいかとかの判断は明らかに専門性だと思います。でも、例えばその妄想が右前頭葉に脳梗塞があるせいなのかなどは、etiologyなので内科的ですよね。内科的な部分については、ひとつの症候なので普段どおりやってくれればいいのにと思います。

國松 内科の鑑別のための知識の中に、そういったものもしっかり入れておいてほしいですね。例えば思春期の疾患で、「不安感を症状として生じるものシリーズ」です。きっと内分泌疾患については、内科医はカバーしているでしょう。心身症あるいは機能性疾患のことも、わかる先生はわかるでしょう。このラインナップに、統合失調症とかに由来する「不安っぽいもの」なんかも普通に入れるべきです。

尾久 そうなんです。でも、やはり精神科医は大反対すると思います。「精神科は精神科だ」という意識がすごく強い。僕の言っている、内科と外科しかない分け方をすごく怒ると思います。「心を扱わないのか」みたいな。でもそれは、内科は心を扱わない(15)という誤った前提に基づいていると思います。本質は内科と外科しかないですよ。

國松 最近の症例じゃなくてもいいのですが、実際に思春期の体調不良のようなものから、シゾを見抜いたケースってありますか?

15 **尾** 腹痛で来ようが発熱で来ようが、僕は診察時にその人のパーソナリティがどれくらいの水準かということをその場の構造に不適切でない範囲で、内科診断と同時に必ず見立てるようにしています。

尾久　それはありますね。コツはやっぱり言っていることがおかしい、あるいは他の子と違うという点です。

國松　なるほど。「他の子と違う」と言うには、虚心で少し引いた目線で見てみることが大事ですね。風変りというか、そういうことですか？

尾久　そこまで行くとちょっと違うこともあると思います。あと、「電車内で車両を移動した人がいたのは自分が臭いせいだ」とかそういう訴えは、もはや疑うまでもないという感じです。微妙な不特定多数の人に対する「気になり」とか、身体の変容感とか、「〜られた」などの受動態の入る物言いには違和感を抱きます。

國松　たしかに、他の子は言わないですね。淡いものを引っ掛けるためには使えるポイントですね。どう考えても、まずは見つけることが大事なのでいいですね。

尾久　特異度の高さはあまりないかもしれませんが、感度は良いと思います。わからないものを一緒くたに、「精神科的なことだからわからない」と言って放棄してしまうと何にもならないですからね。

國松　よく言われる「成績が下がる」というのはどうですか？

尾久　それは当然下がることが多いですけど、それこそ特異度は低いです。

國松　成績が下がる理由なんて他にもたくさんありますよね。よく雑誌でクリニカルパールみたいなのを記した囲みで「**秘伝の技①成績が下がった子に注意！**」みたいなのがありますが、あまり強調しすぎるのも良くないでしょうね。ベタですけど家族歴はどうなんですか？

尾久　家族歴はまあ重要かもしれません。ただこれも同じく、ここだけ切り取って「Tips のように強調されても困ります。全部をフワッと頭の中に入れておいて、総合的に考えてほしいです。

國松　いわゆる教科書・イヤーノート的な、わかりやすく完成された典型的なシゾ像にはいきなりなることはないのですか？

尾久　なりにくいと思います。ただ精神科医からすると、「ワーッ」とすでに爆発した状態で来て入院させることが多いので、そういう書き方になるのではないでしょうか。でももちろん前駆的な時期はあります。

國松　その前駆的な状態を、どの科の医師も認識できていないということですね。

尾久　もちろんそういうことです。また、精神科医の言う前駆期はもうほぼ完成形に近いので、さらなる前駆期があると思っています。とはいえ、このことについては「絶対にそれは違う」「もっとナントカだ」と正気の精神科医に批判されるのであまり声高には言えません。発達障害とかではなく、明らかに発言がおかしい人を拾い上げるイメージです。

國松　語ってしまうと精神科の先生に批判を受けてしまうので、そういう実際に使える秘伝の技は語られていないのでしょうね。

尾久　これは思春期の話ではありませんが、20代の女性で、一見うつのように来ているけれど、何か違うと感じる人がたまにいます。その違和感がリフレックス®（ミルタザピン）ではなくエビリファイ®（アリピプラゾール）にするという微妙な薬剤選択につながったりして、そこをきちんとしたほうがやっぱりよく効きます。結局、精神科にそういう人が来るのは、48歳とか中年になってからのことが多いように思います。女性で、ずっと不顕性の状態が続いていて、中年とか更年期のころに初めてドーンと悪化するのだけれど、実は思春期のころから発症しているかもしれない。まあこんなこと言うと、また正気の精神科医に怒られてしまいますが（笑）。

國松　思春期内科（仮）の役割として、淡い統合失調症を認識できた場合に、薬剤なり面談なりで介入してうまくいけば発症を防げるのでしょうか？

尾久 それはとっても難しくて、わからないです。前駆期や、もっと淡い時期の統合失調症患者に抗精神病薬が奏効するかについては科学的にもはっきり決着がついていなかったと思いますし、「どちらかと言えば投与しない」という意見も聞きますが、そんなの実際には家族と本人と話し合って決めるしかないと思います。つまり、どんどん苦痛を伴う「統合失調症的」身体症状が出現してきていて、薬が奏効する人もいるのに、根拠がないからといって、目の前の患者に投薬しないのは違う気がします。

國松 現場ではエビデンスがどうのというよりは、症状が楽になれば成功と言えますよね。患者はそれを求めているわけです。何年後かにシゾになるかどうかを問題にして親子が来院しているわけではありません。とりあえず目先の症状が改善して眠れるとか、学校に行けるということが大事なので、精一杯やればいいだけです。

尾久 その場で正気の診療をしている人に批判されることを気にすると、うまくいかなくなります。普通はバーンとスパークしてから精神科病院に入院して初めて抗精神病薬を使うのですが、何人か南多摩病院で安定しているケースとしては、外来で抗精神病薬を開始して、そのまま外来で寛解を迎えたので減量し、学校もまったく休まずに通い続けられている子がいます。

國松　究極の症状治療ですよね。

尾久　もちろん入院を勧めるとか、必要なことは順当にやっています。でも患者にとってのベストを考えて、話し合って、内科外来で使ってみるという決断は、批判は簡単ですが実際にやってみるのは難しい。

國松　双極性障害も最初のエピソードはわりと思春期のことが多いと聞いたのですが、内科外来の役割というかできることはあるのでしょうか？

尾久　双極性障害はけっこう難しくて、内科に来る範疇で言えばシゾより難しいと思っています。

國松　私が気になったのは、双極性障害だとわかった人が、思い返してみると思春期のときにすでに何かしらの徴候があったかどうかです。

尾久　何というか、調子がいいとき・悪いときの波って誰にでもありますよね。例えばこの3ヵ月間は睡眠が長いとか、僕自身もバイポーラー的な波を感じる部分はあります。動物として誰にでもあるその波が、病的に大きくなっているのが双極性障害だという印象をもっています。

國松　なるほど。思春期のときにちょっとした徴候から拾えるコツとかメソッドはあるのですか？

尾久　それは厳しいでしょうね。ただ、ひとつ言えるのは思春期の子でうつを疑われてきた人は、うつ病ではないです。

國松　それは精神科にとっては当然の知識ですか？　ではこれに関しては、内科医がそれほど身体症状とかを気にして構えなくていいってことですね。

尾久　そうですね。というよりも、精神科医もわりとうつ病の定義に関して混乱しているような部分があります。例えば会社で昇進した後にうつになった人をみんなうつ病と診断するのは、僕としてはちょっと違うんじゃないかと思っています。どうしてうつになったのか、その発生力動を考える過程を経てからうつ病とすべきだと思います。ＤＳＭ-５は定義とは言えないし、心理力動的な面がどれくらい関与する病態なのかも含め、解剖も病態生理も不明な以上、うつ病の定義はわからない(16)としか言いようがないです。

16 **尾** しばしば混乱するので毎度テレンバッハの「メランコリー」に戻って考えるようにしています。

國松　私がＰＭＲの定義がまだよくわかっていないのと同じですね。リウマチもよくわかりません。

尾久　そういうことです。もっとバイオロジカルなことがあると思うんです。食欲の秋というのは、みんなの中にあるバイポーラリティですよ。

國松　1億総バイポーラリティですね。理由もなく食欲が増進してますからね。

尾久　あと、人間関係で「ワーッ」となるのと、生物学的な波のどちらか見分けるのは難しい。生体の波も本人の自覚としては傷心したせいだと思っていたりしますが、本当の生体の波を見分けるのが双極性障害の診断なのだと思います。

國松　難しいというか、すごく専門性が高く、経験が必要ですね。私のほうで言うと、繰り返す熱が家族性地中海熱なのか、高体温なのかというすり合わせです。この微妙な判断・見極めを私はできるから簡単なことだと思っていたので本にも書いていたのですが、みんなできないということに気づき、最近ちょっとつまずいていました。今は、誰にでもわかるものではないと知って納得しました。この微妙な見極めには経験と知識がいることがわかりました。

尾久　たしかに似ていますね。地中海熱の場合も、ベースに地中海熱があるところに、他のいろいろな要素が混ざって今の症状の表出になりますよね。半年おきくらいの熱が上がる波がありながら、月経の波もあったりする。こういったものが混ざっているんですよ。

國松　たぶん、双極性障害も気持ち悪いくらい診療が得意な先生がいるのではないでしょうか?

尾久　そのとおりです。双極性障害の専門家がいるんです。

國松　そういう先生の発言の含蓄は比じゃないですね。私もサラッと「そろそろ菊池病の季節だね」とか言って気持ち悪がられますが、同じですかね。

尾久　同じですね。

國松　双極性障害は内科でどうこうできるような簡単なことではないということですね?

尾久　引き算診療では無理なやつです。

國松　足さないとダメですよね。

尾久　分解するというか、何の集合体なのか見ていかないといけません。バイオロジカルな波はあるとしても、精神症状だと生物学的なものと心理的なものの表出が同じになってしまうので難しいのだと思います。

國松　たぶん双極性障害を診る精神科医にもいろいろいて、フェイクなバイオロジカルな波をうまく見分ける人もいれば、バイオロジカルな波しか見えていないイマイチな先生もいるのでしょうね。精神科の先生って、内科医の立場から見ると孤独なのだろうなと思っています。科というより、個という感じです。

発達特性について

國松　発達特性については、知っておいたほうが良いと思いますが、広く知っておくべきかというとどうなのでしょう。つまり、思春期特有のものを考えるかどうかという意味なんですが、そう構えるくらいなら教養レベルのことは広く知っておけということですね。「『大人の発達障害』トリセツのつくりかた(17)」に書かれていることは少なくとも知っておいたほうが

17 井上真一郎・編著「『大人の発達障害』トリセツのつくりかた」（中外医学社、2020）

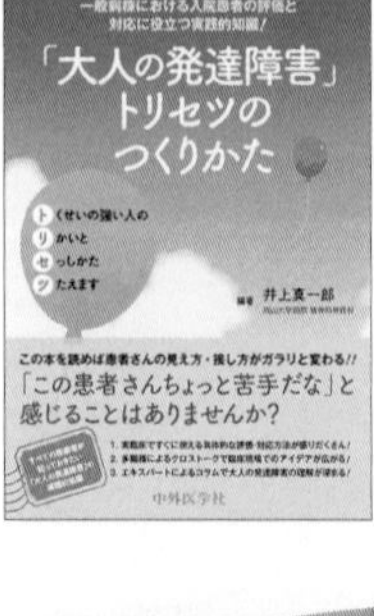

いい。あの本で、私が特に良いと思ったのは、痛みについてＡＳＤ特性がある人は固執したり過剰に響いたりするみたいなことが書かれていたことです。おかげでこの視点は疼痛診療に欠かせなくなりました。最近は大人も含めて、疼痛を診るうえで発達特性を考えるようにしています。といっても、カルテに書くほどではなく、発達特性「風」というレベルです。会話の中で風味を感じるくらいのレベルなので、カルテに書かないことのほうが多いです。変に決めずに発言内容をそのまま書いたほうがよっぽど後から役に立ちます。

尾久　内科医が知るべきとしたら、入射した角度とは別の方向に表現形が出てくる感覚は理解しておいたほうが良いでしょうね。要するに、直接ストレートに反応が出るわけではなくて、全然関係のないところに出てくるので、言葉や態度にするときに屈折してしまうということです。

國松　プリズムに入る光の質の問題ではないんですよね。アウトプットするときにちょっとずれてしまうだけ。

尾久　それこそ引き算で考えてほしいです。

國松　本質は同じなのに、そのものがおかしいと勘違いしてしまう身体科の医師がいかに多いことか。プリズムから出るときの光の角度が違うだけなのに(18)、普通の人じゃないとわかるとすぐ拒否反応を示すのは控えないといけません。だからまあ、このくらい軽い知識でもいいので知っておいたほうが良いということです。

尾久　そうですね、深く知ろうとするとそれこそ特別支援学級の話とかをしなくてはいけなくなります。

國松　パーソナリティ障害は同じなんですか？　曖昧すぎるというか、「パーソナリティあるしね～」みたいに言い訳にしてしまうところがありますよね。

尾久　パーソナリティ障害はまだよくわからないというか……。精神科には、記述精神医学と力動的精神医学という2種類の診かたがあり、いわゆるみんなが言うパーソナリティ障害というのは、わりと記述的な診かただと思います。こんな特徴なのは○○性パーソナリティ障害、みたいな感じです。心理力動的にはもう少し横断的に病態水準のことを言うことがありますが、一般精神科診療においてもきちんと学ぶ機会は少ないと思います。よくわかってると思っている人がいたらちょっと疑ったほうが良いか

18 國 このときはやや興奮していますね。発達特性の強い人とのやり取りはこれが難しいんですよね。「違うだけ」は言いすぎました。

もしれないです。

國松　私が言うのもなんですが、パーソナリティ障害について、初めは教科書で学ぶ必要はないように思います。教科書にしようとすると、急に型を決めようとしてしまうので良くないです。

尾久　パーソナリティ障害と言われている人はおそらくほとんどがボーダー(19)だと思います。臨床的には自己愛やシゾイドもとても重要ですが、一般診療の範疇で話題にされることはあまりないです。分類しようとすると、よくある新書みたいになってしまいます。あれは読み物として読む分には面白いですけどね。

國松　あの程度であれば性格占い感覚なので楽しめつつ、一般教養くらいにはなるのかなと思います。

尾久　内科医や、精神科医でも精神療法にあまり携わらない人はノータッチにしておく領域かもしれません。

國松　投薬に結びつかないですからね。これはあきらめるということではなく、かかわり方を変えるとかくらいしかできないので、他の疾患とちょっと違います。精神科の治療に必ず結びつけるべきかというとそうと

19　境界性人格障害

も限りませんし、先ほどの疼痛診療で気にする発達特性とも少し違います。関係性の中で対処するしかないです。地道に治療が必要な疾患をもっている患者に対しては重要になると思います。つまり、地道に診察に通わなくてはいけないのに、パーソナリティ障害のせいで受診がまばらになって治療がうまくいかないときには気にしなければいけないので、慢性疾患を診るときにはパーソナリティの把握は大事かもしれません。喘息、アトピー、何ならリウマチもそうですが、定期的に通わなくてはいけない疾患のときにそういった素因があると、相当影響が出ますね。喘息なんか特に大変でしょうね。タバコは吸うわ、吸入しないわ、とにかく先生の言うことは聞かないですよね。糖尿病も似たところがあり、食事管理が重要なのに、好き放題食べてしまう。こういうところに、例えば今度は知的障害やメンタルリタデーションのような問題が絡んできて、言ったことを守れない人たちというくくりになります。

尾久　ここの外来にも何人かいますね。外来に来なかったり、受診間隔がめちゃくちゃになったりします。それでも広く許容して、何であれ来てくれればＯＫという感じです。

國松　前提が違いますよね。来るだけで合格をあげないといけない人というのがいます。顕著なパーソナリティ障害の人は、そのように対応することがあります。「よく来たね」とそれとなく伝えます。メンタルリタデーションの人はかわいいというか、ちゃんと来てえらいねって思ってそれを伝えたりします。

尾久　依存症も「よく来たね」感覚がありますね。

國松　たしかに。依存症と言えば、ちょっと相談していいですか？カフェイン依存症をどうにかしたいと言っている人がいるのですが、どうすればいいでしょうか？

尾久　内科だと時間もあまりないし、依存症が病気の本体でなければ浅いレベルのかかわりで、まずは何とかしようとすることが多いです。例えば、「カレンダーを用意して飲まなかった日に○をしていきましょう。○が続いていくと×をつけたくない気持ちになるので続くよ」とか、「まず、コーヒーを飲みたくなったら先に炭酸水を飲んでからにしましょう」としておなかをいっぱいにして物理的に飲めなくするとか、「飲みたくなったら何か他の行動をしてからにしましょう」とか、この程度のことで指導してし

JCOPY 498-02098

まいます。いわゆる本格的な依存症治療ではなく、生活のコツレベルのほうが内科には馴染みますね。

國松　糖尿病とちょっと似ていますね。コンビニに空腹のまま入らないとか、いま流行りなのは利き手と反対で食べるとかがあります。

尾久　それと一緒ですね。どれならできそうかという話です。

國松　それは内科の慢性疾患への食事や行動指導ということですね。

尾久　禁酒指導ってありますけど、絶対無理な人がいますよね。禁酒の念書を書かせるところもありますが、意味ないですよね。念書を書いて禁酒できるなら誰も困りません。

國松　COPDや喘息で、タバコを吸っている人は診療しないという過激な呼吸器内科の先生もいますね。

尾久　そういうのは何というか、病態に関して無知ではないかと思います。冒頭で話した、治療・解決が苦手ということです。指導してもうまくいかない人をどう診るかが診療だと思います。本格的な依存症治療は、通常のオプションとしては選択しづらいと思います。つまり依存症があるからというだけで、「よし、じゃあ今からせりがや(20)か下総(21)にでも行っ

20　せりがや病院（現・神奈川県立精神医療センター）
21　下総精神医療センター

てくれ」というわけにはいきません。もちろん、そういったアルコール依存症専門プログラムのある病院への紹介をするのも良いと思いますけど、「この病院で何とかしたい」「先生に何とかしてほしい」という患者のほうが多いと思うのです。

國松　依存症といっても、社会秩序を乱していないレベルのほうが多いので、普通の内科で何とかできるようにするのは必要なことですよね。依存というものを特別視しない姿勢というか、誰にでもそういうところがあって、逸脱するかしないかの線引きは本当に曖昧です。ちょっとした逸脱レベルまでは内科外来の範疇ですよね。

尾久　僕も診ていますし、よくあるのがアルコール性の急性膵炎を繰り返して救急医に念書を書かされる(22)ような人です。「次はもう診ません」というのは、診療が目的というよりも単純にその患者を診たくないだけだと思います。

國松　解決しようと思ったらそうはしませんよね。絶対やめそうにない人に念書を書かせたところでどうにもなりません。

尾久　念書で解決するなら、みんなそもそも初めから飲まないですよ。だ

22 **尾** これを「限界設定」という意味合いで使う精神科医もいるみたいですが、横目で見ていると治療構造というもっともらしい大義名分で、結局診たくない患者を追い出しているだけでは？と思わざるをえないケースをしばしば見るように思います。横目で見ているだけなので、そのケースなりの事情があるのかもしれませんが。

から病態に対する無知です。まず、その患者を嫌っていることに気づくべきです。たぶん、そう気づかないで念書を書かせています。

國松　問題発言かもしれませんが、糖尿病の食事指導が守れない人に対して、栄養相談を受けさせて解決したためしがありません[23]。平均点くらいは出せるのかもしれませんが、発達特性があって難しい患者で、全然解決しないので栄養指導をお願いしたら、むしろかえって爆発して悪化してしまった人もいます。いろいろな細かい指導をしても理解できず、いっぱいいっぱいになってパニックですごい食べてしまって、こんなことなら行かせなければ良かったと思ったこともあります。

尾久　あまり忠実すぎる栄養士とかだと、相性が良くないかもしれませんね。

國松　薬剤師も、「そんなまともな説明をしたら怖がって飲まなくなるよな」ということを説明してしまう場合もあります。「この説明をしなければいけないルールなんです！」と言われても、クラッシュして患者が帰ってきたときにはちょっと悲しくなります。別に文句を言いたいわけではなく、そういう意味で難しい患者への言い方や、行動変容できない人へのア

23 國 難しい患者ばかり診てるんだなと察してください。

プローチの仕方が問題という話です。おそらく、個別に対処を考えなくてはいけないことを楽しめていないというか、解決しようとしていない。

尾久 これもやはり解決せずに、別の何かに外在化させているんですよ。自分の中の患者への嫌いという感情を、治療ができないことに外在化させています。

國松 治療で解決することが不得意なんですね。

尾久 結局、すごくリジッドなプログラムに入れると良くはなるのでしょうけど、詳しい中身は僕もよく知りません。全員にそういったプログラムを行うことは困難ですし、ある病院の専門プログラムによる治療を受けた患者が、その後どうなったかは、念書を書かせて転送した医療者側の人のうち、おそらく誰も考えていません。どう考えても全員が良くなるわけではないわけで、プログラムに乗せることは個別性を考慮した治療ではないと思います。個別性を見ながら治療することが大事ですが、当然これはエビデンスが出ません。

國松 臨床というのは選択肢を考える仕事なので、そのルートしかないと決めつけている時点でダメだと思います。だから解決に向かわないのでしょう。

尾久　治癒率が高いのであれば、そのプログラムを1回通しておくことは良いのかもしれません。もしかすると、それで解決する何%かの中に入るかもしれないです。でも万が一ダメだったときには、「もう一度ここに来ていいよ」とあらかじめ提示してあげるべきです。

國松　たしかに、プロセスのひとつとしては重要かもしれませんね。ちょっと構えちゃったけれど、どうすればいいかわかりました。

尾久　つい構えてしまいがちですよね。

國松　いや、カフェインは化学物質だと思ったので、特別な考慮が必要かと構えてしまいました。普段は食事とか運動とかの指導なので、急に化学物質になったなと思って、「考えないと」となっていました。

尾久　リストカットに対する対処とかも、似ている部分があるかもしれないですね。

思春期の内科疾患

國松　ところで、よく言われることのひとつに、「内分泌疾患を見逃すな」というスローガンのようなものがあります。採血すればいいだけなので構いませんが、実際にはほとんどいません。

尾久　ＴＳＨとＦＴ４は莫大な件数オーダーしていますが、甲状腺疾患は稀です。

國松　思春期に関しては本当にいませんね。伝単はよくkissing diseaseなどと言われますが、別にそういった接触があるせいだとは思いません。第一に、宿主の免疫特性が影響します。それは病気というよりは単純に個性です。次に、初回の感染をする年齢がファクターになります。幼いころ、10歳未満とかで感染すれば、まったく重症化しない単なる風邪で終わってしまいます。けれども、初感染年齢が上がるとともに症状が激烈になっていくのです。サイトメガロウイルスは50代では未感染の人が10～20％いますが、ＥＢウイルスはほとんどが20代までに感染し終わります。ＥＢウイルスの初感染は、10歳未満の子がただの風邪で終わる一方、思春期～20代にかけて初感染した患者のうちの一部は症状が重くなります。これがいわゆる伝単です。この年齢による差は、要するに6歳くらいの子のサイトカインカスケードと思春期のそれとは違うんでしょうね。なので伝単は思春期の病気と言っていいのだと思います。

尾久　年齢が上がると感染する人の総数が減るということですよね。

國松　総数が減るのであまり目立たなくなるけど、年齢が高いほど重症度は上がってきます。高齢者がEBウイルスの初感染を起こすと、本当にリンフォーマそっくりになるのですよ。やたらずっと熱が続いて、謎の肝障害も生じるような感じです。中年でかかると劇症肝炎に近いような症状になります。幼いころであればEBウイルスをロックするリンパ球が十分機能するのですが、年齢とともにその機能が落ちるので、「プチ慢性感染」のようになってしまいます。ウイルスが体内に入った後、免疫機構がこれをロックしきれずにずっとウイルスがウヨウヨしてしまうので、種々の抗ウイルス反応が全身で起きてしまい、それでリンフォーマのようになるのだと思います。ただ、そういうのは稀すぎて日常診療では通常いません。EBウイルス初感染の年齢による病像の差は、免疫のプロファイルの差か

ことがあります。

ところで、伝単かもと思うと執拗に、「キスをしたか」にこだわる医者がいますね。あのレッテルを貼る医者のことを、生理的に無理だなって思うことがあります。

尾久　あまり考えたことがなかったです。

國松　「そのへんにいるウイルスです」と私は患者には説明しています。なぜkissing diseaseと呼びたいのか意味がわかりませんね。カラオケボックスのマイクを介してでもうつるんじゃないでしょうか。

尾久　まあ、しょっちゅう来ますもんね。

國松　そう、10代くらいだとすごいコモンディジーズなんです。あとは菊池病も、「菊池病型の炎症反応」だと私は考えていて、それが思春期世代にちょうど多いということなのだと思います。年齢とともに免疫プロファイルが変化して、あの形態の炎症反応(24)をしなくなっていくということではないでしょうか。だから菊池病も思春期特有と思える病気になっている。年齢というのは重要で、「PMRとか巨細胞性動脈炎が15歳には考えにくいけど急性白血病はありえるよな」というセンスは重要です。

24 國 「菊池病型の炎症反応」のことです。

JCOPY 498-02098

尾久 もしPMRみたいに見えても、絶対に違う病気ですよね(25)。

國松 例えば白内障にも普通はならないです。もしなるようなときには、もっと早い段階で早川先生(26)のような小児科医の診察を受けているでしょう。だから急性白血病をはじめ、一部の病気は若い子も含め年齢に関係なく起きるということです。そう考えると、もちろん感染症は起きますけど、思春期で起こる疾患はそれほど多くないのですよ。

尾久 僕の領域で言うと、抗NMDA受容体抗体脳炎ですね。

國松 それもたぶん、免疫の感受性の問題なのでしょうね。

尾久 思春期というよりは、もう少し上の20代が多いかなという印象です。

國松 それは菊池病や伝単でもそうなので、多少揺れというか幅をもたせて良いと思います。たぶん、そのくらいの年代で一度免疫が何か変化するのだと思います。いま言ったような病気は、どれも病態は「反応性」だということです。NMDA脳炎なんか特に、リアクションの最たるもののような感じですよね。一方、全身性エリテマトーデス(SLE)はリアクションではなく、内因性のガチなディジーズという感じです。リンパ球が完全におかしくなっているわけですから。SLEは単なる全身の反応だと言っ

25 國 そうです。例えば菌血症とかです。

26 Le détour I 105頁

たら、たぶんSLE患者は怒りますね。一方、伝単も菊池病も反応病態だと言えるでしょう。リアクション・反応病態なのかどうかは、病態鑑別のときにひとつのポイントになるかと思いますね(27)。他は別に、思春期だから多いという感じはしません。

尾久　副腎不全とかいますか？

國松　いませんね。ゴリゴリのバセドウ病とかもいません。隠れ甲状腺機能低下症もほとんど見ないし、小児のシェーグレン症候群を専門にしていた先生の講演を以前聞いたことがあって、「かなり隠れてますよ」と啓発されていましたが、言うほど多くはないという実感です。小児科医があまり調べないせいもあるかもしれませんが、逆に言えば調べなくても問題ないことかもしれませんので、極論すれば「抗SS-A抗体検査はルーチンだ」とか言って啓発しなくてもいいと思います。

尾久　抗SS-A／SS-B、抗核抗体……と全部を羅列して標語にすることはないですよね。ひとつだけ調べてもあまり意味ないと思うのですけど。

國松　いろいろ考えてみても、やはり思春期は病気が少ない年齢だと思いますね。言い方を変えれば、身体以外が脆弱な年齢帯なだけに、体は壊れ

27 **尾** これは本当にわかりやすくてものすごくしっくりきた話でした。

JCOPY 498-02098

にくくしてある(28)のかなとすら思ってしまいます。病気というのは遺伝素因か年齢がリスクファクターです。思春期は、人生の軸を見たときに一番どちらの要素の影響も薄くなる時期なので、病気という点ではボーナスステージです。でも皮肉なことに、病気から守られる時期なのに社会の影響を受け始めて、ちょうど思春期にいろいろと「揺れて」くるのだと思います。とはいえ、小児も更年期も高齢者も社会とか心理的な問題がありますし、思春期だけが特別にそういった問題が濃くなるわけではないでしょう。だから、思春期は難しいと構えずに、普通に診ていかないといけませんよ。

尾久　特に、まだ症状が淡い、思春期の何となくある不調というのは制圧するのもそれほど難しくなく、終診にできます。放っておくと不登校や家庭内暴力などにエスカレートしてしまうかもしれない人を、比較的容易に改善することができるので、ある意味で人生を救っていると思います。

國松　ここが内科外来の大チャンスですよね。

尾久　問題が起きる前に介入できる。

國松　そうですね、不登校になってしまってからではちょっと遅い。そう

28 國 あるいは病気から守られるように作られている。

なる前に、内科外来で介入して解決すべき。こここそ、精神科でもなく内科医の出番です。

尾久　結局、もっと悪くなってくると精神科的な話が絡んで、治療に内科医が直接関与するのが難しくなってきてしまいます。でも、「器質か心因か(29)」にも書いたのですが、最初の段階であれば、「お医者さんのお兄さん」としてライ麦畑のキャッチャーの役割を果たせると思うのです。ライ麦畑のキャッチャーというのは、「ライ麦畑でつかまえて」に出てくる、崖から落ちてしまう子を引っ張り上げて戻す役割のことです。そのイメージで、内科外来といっても、学校の先生とも友達とも親とも違う、近所のお兄さん的な立場でただ話を聞いていて、おかしな方向に行きそうになったらヒュッと引っ張って助けてあげる役割を目指す感じです。だから、引っ張り上げた後は自分で正しいほうに走っていってくれます。

國松　ただ見守るというか、「大丈夫? そっちは危ないよ!」と呼びかけて誘導するだけですよね。

29 「器質か心因か」(中外医学社、2021)

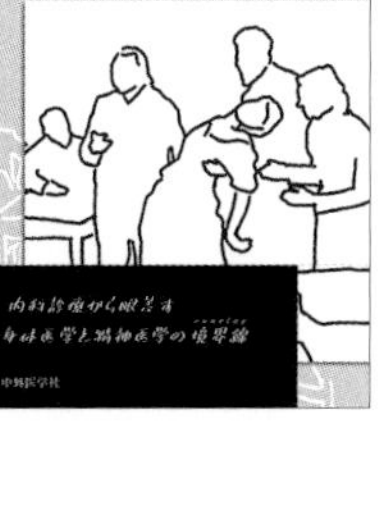

内科外来でできること

尾久　中高生くらいだと、多くは関係する人が学校と友達と親しかいないんですよ。3つしか要素がないので、「全員から見放されている」「誰も味方じゃない」と感じる瞬間がちょくちょくあります。その瞬間にバーッと崖のほうに行ってしまう可能性があるので、パッとキャッチする役目です。実際に、何度かただの親身なお兄さんとして相談に乗って終わったケースもあります。

國松　たしかに、不登校はすでに崖の下ですよね(30)。やっぱり、崖に近くなったくらいの不調の段階で子どもを救出しないといけませんね。遠くから声をかけて自分で戻れる軽い場合もあるし、「ちょっと危ないから先生が近づいていいかな?」と言って救出することもあります。あまりおせっかいになりすぎるのも良くないというか、急に駆けつけて手を引くようなことは気持ち悪がられます。

尾久　そこまですると、ヒュッと逃げちゃいますね。

國松　それで、違う崖に落ちてしまうかもしれません。

30 **尾** まあでも大丈夫です。崖の下からいくらでも道はあるし、何とでもなります。

尾久　どこかのタイミングで、本人が勝手にピョンと飛び越えられることが多いですよね。我々がすべきなのは、飛び越えられる隙間の狭いところが見つかるまで、ウロウロしているときに落ちないように「そっちじゃないよ」と呼びかけるだけの役割です。崖を渡すために抱きかかえたりはしません。

國松　そうなんですよね。だから突き詰めると、「〇〇外来」みたいな専門外来が必要だという結論にはならなくて、普通の内科でいい。内科外来でやることこそ意味があるのですよね。

尾久　内科です。「心の問題に」とかでもない。

國松　子どものこころナントカとかファンシーなものを作っている場合じゃありません。

尾久　最初は症状がけっこう強かったりして、「あれ虫垂炎かな?」とか思っておなかを触ったり検査をしたりすることもあるわけですが、CRPが0だとわかった瞬間からキャッチャー態勢が始まります。あるいは、マラソン中に倒れた子が、心臓に異常がないとわかった瞬間にキャッチャー態勢になります。そうすれば、初診とその次くらいには終診にできるはず

JCOPY 498-02098

です(31)。

國松　何か特別なことをしようと身構えないほうが良いということです。「検査異常なし、終わり」よりも少しだけ多く診てあげるだけでいい。がっつりいろいろやる必要はないし、微調整するだけで彼ら・彼女らの目に入ってくる世の中は良くなるのだと思います。特別な診療科を作る必要もなく、精神科が頑張れというわけでもありません。

尾久　難しくなってしまった人を精神科には診てもらって、他は内科という役割分担です。

國松　内科の人たちに、もう少し「自分もやってみよう」と思ってもらうための良い方法があればいいというか……方法とか考えたらむしろダメなのかもしれないですね。

尾久　思春期の子に、「こいつは話がまったく通じないな」と思われると先がないですね。

國松　もっとお医者さんらしく接すればいいのではないですか。「どうしたの？ 今日は誰が病院に行こうと思ったの？」のように、常識的な会話が不足している気がします。私は思春期の患者に、「こんなに話せたのは先生

31 **尾** さすがにこれは言いすぎで、数回で終わる人もいれば長く通う子もいます。

が初めてです」みたいなことを言われることが多いので、今まで他の病院では何を話していたのだろうと不思議でした。

尾久 たぶん、両親とは違う対象として、國松先生を心の拠り所にしているという意味だと思いますよ。

國松 目指す方向としては、いわゆる古来の「いい先生」がやっていたことなのかと思います。馴れ馴れしく話す必要はないと思います。

尾久 よく映画で町のお医者さんに学生が恋愛の相談をしているシーンとかがありますけど、あのノリなんだと思います。

國松 究極、すごく親身に相談に乗るというよりは、軽く接してますよね。「へえ、いいじゃん、告っちゃえよ」くらいの軽さ(32)です。その役目が果たせるのであれば、医師じゃなくても喫茶店のマスターでもいいし、よく行くお店の人でもいい。身近にそういった寮母さん的な役割を果たしてくれる人がいないから、その代わりに我々との相性が良ければそういう子は病院に来たらいいんだと思います。医療機関に行ったら、この役目になれるキャラの医療者(33)がいるといいですよね。逆に、中華料理屋のおばちゃん的な接し方は嫌で、もっと紳士的なほうがいいって子もきっといますよ

32 國 実際にはこんな言い方しないのでご安心ください。

33 國 ベテラン看護師が最有力です。地域に密着したベテラン看護師は医療機関に絶対に必要です。

ね。これは相性の話なので、医師としてはそれぞれ自分のキャラを活かして診ればいいと思います。ふと思ったのですが、これだけ問題になるというのは、この役目を学校の先生ができていないということなのでしょうか。学校は大きい組織だから、担任がダメでも物理の先生とか、誰かしら相性のいい人が学校の中に本来はいるはずですけど。

尾久 思い起こせばそうですよね。

國松 いい意味での監視のような存在があったから良かったのでしょうね。監視というか、いつも誰か(34)がふんわり見守っているような。時代的な問題なのかもしれません。社会的にどこにもその役目を果たす人がいないから、「病気かもしれない」などとドツボにはまり医療という現場に連れてこられてしまうのでしょう。それが現実だというのなら、じゃあ我々が内科外来でそれをやりましょうってことになります。

34 國 私が小学校のころは、用務員のおじさん・おばさん、交通整理をしている緑のおばさん、友達のお母さん、とかでした。

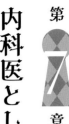

第7章 内科医として

國松　メンタル漢方[1]の宮内倫也先生は、統合失調症[2]の初期のスクリーニング問診で「人目が気になりますか?」を挙げていました。社交不安との鑑別は「自分が気にしすぎていることを知っているかどうか」とのことです。

尾久　原田憲一先生は、「周りの人が気になりますか?」と書いていますね[3]。シゾの人にはピンと来るけど、他の人は「何の話ですか? 周りの人って?」となるのでわかります。僕は「ここに来るまでの電車とか街とかそこの待合室やなんかで、周りの人が気になりますか?」と聞きますが、症状が淡すぎるとこれも「うーん、それはそんなに気になりません」と言

1 「ジェネラリストのための〝メンタル漢方〟入門 第2版」(日本医事新報社、2019)

2 國 やはり統合失調症はたびたび登場してきますね。やはり重要なんですね。

3 「精神症状の把握と理解」(中山書店、2008)

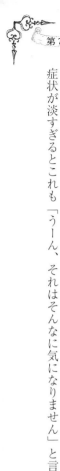

われることが少なくないようにも思います。個人的には微妙に異常な意味づけのほうが、感度が高いんじゃないかと思っています。

國松　意味づけは普通の医師に対して定式化しにくいですが、ゆらぎレベルを言葉にすることは重要です。よくぞ言ってくれました。

尾久　難しいですよね。例えば「ちょうどTwitterを見たら彼氏がつぶやいていて浮気してるのかなと思った(4)」とか、何となく聞き逃しそうなんですが、顕性発症している人の場合の「朝、私が水を飲んだからトランプ大統領がコロナに感染した」とかを500倍に希釈したような感じです。不特定多数の人目が気になっちゃってたらまあ精神科受診レベルの人だと思うんです。幻聴があるとかそういうところからあんまり疑わないです。幻聴があるともっと鑑別が広がる。

國松　感度は高いですね。

尾久　身体症状で内科に来た人で、「ああ、これはメイラックス®(5)じゃなくてエビリファイ®(6)で」となるのはやっぱり微妙な意味づけの気配がしたときです。たいていよく効いて、「続けましょう」と予約するのですが、ヒステリーの人と違って数回受診して来なくなることが多いように思

4 **尾** もちろんこれをつぶやいたら統合失調症確定、というわけではありません。あれ、と思うきっかけになる程度です。
國 さらりと言いましたが、精神科医における世代交代が行われないといけない気がしました。あるいはその最初の兆しが聞こえた気がしました、私には。

5 ロフラゼプ酸エチル

6 アリピプラゾール

います。具合が良くなったと訴えるうえに、服装が初診時と2回目以降でガラッと変わることが多いので効いたのだなとわかるのですが、なかなか続きません。

國松　異常な体験のうちごく軽微なものは、会話して聞き取った文字情報をいくら分析してもわかりませんよね。通常の会話に絡めたゆらぎみたいなものから嗅ぎ取るしかないので、雰囲気とかもバカにできない。

尾久　そうなんですよね。規範的な精神科医からの反応も恐いので、そういう人をシゾとも診断できないわけです。でも心の中で確信して薬を出します。

國松　体験を語れないのなら、あながちエビリファイチャレンジも悪くないのでは？

尾久　「エビリファイ®は何にでも効くから」と反論されてしまいます。問題は「著効感」なんですよね。

國松　筋痛のないPMRを、ステロイドチャレンジテストするのと一緒の構図です。ステロイドは何にでも効くから反応性を見るというのは曖昧で、判断としては適切な方法論ではないという態度の人がいますが、リウ

JCOPY 498-02098

マトロジストからするとPMRに対する少量ステロイドのあの「著効感」は独特です(7)。

尾久　ところで、神田橋先生は脳炎の初期に幻視が生じると書いているんですが、僕はあんまりみたことないです。

國松　それはNMDA脳炎(8)なのではないでしょうか。

尾久　だと思います。ヘルペス脳炎のことがよく注意喚起されますし国試でもよく出ましたけど、正直なところ一人もみたことないんですよね(9)。

國松　NMDA脳炎はコモンディジーズなのかもしれません。反応病態だから、軽症から重症まで多い。一方で、「軽いSLE」っていう感覚は私にはないんですよ。あれは完全に発症しています。癌に近い感覚です。結節性紅斑はいかにも反応ですね。菊池病の多くも反応病態(10)です。これらは軽症から重症までいろいろあります。ミックスしているのが亜急性甲状腺炎です。

尾久　そうか、NMDA脳炎とシゾはそこが違和感の違いなのか。リアクションの感覚がつかめると、違和感がわかるというか、このへんの違いは重要ですね。表現形が違っても様式が同じなので、この感覚を養ううえで

7 國 一応 rapid improvement に関する臨床研究はあります。PMID：23240123

8 抗NMDA受容体抗体脳炎の意

9 尾 これは精神科セッティングだからかもしれませんね。

10 國 反応病態の他の例は、ギランバレー症候群とかですね。後で出てきます。他にもいろいろあります。

菊池病とか診ているとやっぱり役立ちますよね。

國松　内科をやっていると良いということです。NMDA脳炎の次のブレイクスルーは軽症例を認めることだと思います。手が震えるだけのケースもあります。NMDAスペクトラム症ですね。

尾久　反応なので、ありえますね。呼吸停止しないと脳神経内科は認めてくれないかもしれません。抗体陰性も少なくないと思っているので、「髄液も脳波も正常でしょ？　違うよ」と言われてしまうとぐうの音も出ません。でもこれがシゾなわけなかろうという葛藤との戦いです。急性一過性精神病性障害とか意味不明のDSM診断をつけているほうがまともとされるのが納得できないですね。

國松　そのうち良いバイオマーカーが見つかって、未来の研修医が1日半で診断する日が来ます。かつての謎だった高齢者の死の一部は、いまやANCA血管炎やIVLだったのだとわかったわけです。現に「え、先生、ANCAが陽性です」とか「ランダム皮膚生検依頼しておきました」みたいな研修医がすでに普通に出てきています。NMDA脳炎なんて未来ではきっと楽勝な疾患です。少なくともギランバレー症候群くらいの存在にな

JCOPY 498-02098

るのではないでしょうか。

尾久　その感はあります。頻度も同じくらいですよね。今はまだ信じてくれないだろうな、精神科医も脳神経内科医も。

國松　でも、今は川崎病ですら、医師3年目の小児科レジデントが夜中に起こされて半分寝た状態(11)で診察してもきっと診断するでしょう。反応しているだけの病態か、固着した病態かの判断です。

尾久　そこを感じ取れるかですよね。高齢者の全般に血流低下する、ステロイドが効いたようにも見える予後不良脳炎を解明したいです。

國松　免疫系の疾患だと、キャスト（リンパ球とか）が正常か異常かが大事です(12)。SLEの患者のリンパ球はおかしいですが、自己炎症疾患ではキャストは正常です。

尾久　リンパ球からおかしいと慢性疾患という感じなのですか？

國松　リンパ球は、普通おかしくならないですが、病気の人は異常リンパ球です。

尾久　リアクションというのはどこが反応しているんでしょうか？

國松　ウイルスが入って異型リンパ球が動員されるというのは正常の振る

11 國 話を引き立てるためにに大袈裟に言っただけですよ、念のため。

12 國 リンパ球自体がおかしいのか、リンパ球自体は正常でも振る舞いがおかしいのか。

舞いです。病気じゃない人でも起こる、単に通常の反応です。複雑そうに見えても、定式化したプログラムだけ発動するイメージで、あるところまでは予定調和で単に反応しているだけです。症候群としてまとまりで捉えているのです。病気の人は、何がどうあっても異常なんで、最初からイレギュラーなパターンになるというか、深刻さを見かけの重症度で測りにくい。

尾久　なるほど、とてもわかりやすくていいですね。MSとかとは本質的に違うわけですね。

國松　MSは病気ですね。一方、反応病態、例えば「軽症のギランバレー症候群」というのがあるとして、その程度であると「ギランバレー型の炎症反応」のように捉えられます。イヤーノートに書けるくらいにはまとまりがあるけど、「まとまりがある＝独立した病気」とは限りません。

尾久　なるほど。「NMDA脳炎型の反応」とかって考えるわけですね。菊池病とかと発症年齢が近いですし、そうみるべきですね。やっぱり診療科が独立しているから、そういう俯瞰した見方がしづらいんでしょうね。

國松　あとは、自己免疫素因とか、遺伝素因、あるいはトリガーといった

JCOPY 498-02098

背景の可塑性のようなものはあるはずです。例えば亜急性甲状腺炎は普通、橋本病の抗体をもっている人に起きるもので、誰にでも起きるわけではありません。

尾久　なるほど、臓器の脆弱性というか素因なんですね。

國松　素因は無視できないですね。ただ、わかるやつとわからないやつがあって、わからない場合にみんな戸惑ってしまいます。

尾久　ＮＭＤＡ脳炎はわかりづらいですね。僕が診た人は全員先行感染のみでした。あと卵巣嚢腫は全員ありましたが奇形腫ではないし、決め手にはなりませんでした。男性は一人しか診たことがなくてマイコプラズマ契機でした、その人は抗体陽性でしたけど。

國松　トリガーですね。あるとしてもテラトーマくらいなので難しいでしょう。ベーチェット病も、リアクションから固着病態まであって、「ベーチェット型の反応のみ」だけのケースもあります。

尾久　そうなんですか！　めちゃくちゃ病気だと思ってました。

國松　反応では溶連菌感染症が有名で、溶連菌の菌体に対するアレルギーとされています。ベーチェット型の反応が出て、対症療法だけで終わることが多い。病気としてのベーチェットとなるには、反応した後、素因の濃さで固着化するというわけです。だから、見極めのためには素因とその後の経過が大事なのです。これは精神科と同じというか、精神科も内科なんですよね。

尾久　まさにそうですね。やっぱり、内科と外科しかないので、精神科だろうと何だろうとみんな内科を勉強すべきです。ただそう言うと、精神科というアイデンティティが崩壊するので大声で言わないようにしようと思います（笑）。

國松　大したアンデンティティじゃないのに、困りますね。

尾久　そうなんですよね。学問で区分けすることが、どこまで診療上役立っているかに関して自覚的なのかは気になります。ナントカ専門医とか、論文何本とか、自分で人を見てその人がどれくらいすごいのかを体感できないような人は、そういう外部の価値を用いて人を判断しますから、実力一本で勝負するというのは本当に大変なことだと思います。

國松　少しでも怠ると相当後退する感覚です。知識も必要なのが、つらいところではあります。

尾久　研ぎ澄ます、というのが必要ですよね。診療の力というのはそういう現在進行形の能力だと思うんです。だから刀を合わせるじゃないですけど、ちょっとしゃべれば「ああ、この人は自分よりはるかにできる」というのが、臨床家同士なら1秒でわかる。

國松　それです！　本当に、秒でわかるんですよね。学会とかで、登壇しようとしているその所作だけ見てもわかるし、スライド1枚目でもPHSでの短時間での会話でもわかる。メールの相談の内容でもわかります。

尾久　でもそうでない人、偉かったりする人にもいますが、外部価値で汚染されることも多くてつらさは感じます。

國松　自分の中に知識を入れるっていうプロセスを端折れたら、革命ですよ。でもAIといえどおそらく外付けなわけです。何年たっても、「出したことないけど、今度竜胆瀉肝湯《りゅうたんしゃかんとう》を出してみよう！」とか新しいことを考案して実践しないといけないし、タリージェ®とリリカ®の違いは使ってみないとわからないし、引き算している場合じゃないんですよ。

尾久　知識は無限にありますからね。誰にでも辺縁はあるわけですが、診療科や専門医の肩書きというのはあたかも辺縁がないかのように錯覚させる作用があるんでしょうね。

國松　選択肢を増やしたいですよね。普通の人が４、５種類くらいしかなかったら、自分は４の５乗種類考えたい。

尾久　そうですね、それも一瞬の間に考えたいです。でも広げるとやっぱり一時的に下手くそにはなるので、怖いし悩ましいです。だから研修期間は15年あると思っています。

國松　最低15年ですね。

JCOPY 498-02098

思春期のときどこかに迷い込んだかなと少し考えて、ぞっとしてしまう。本当にどこにも迷い込まない思春期をすごしていたのだ。親にも教師にも反抗せず、カラオケにもゲーセンにも立ち寄らず、女子校の文化祭に乗り込んで赤外線通信でメアドをゲットすることもなく、全国大会を目指して部活に汗を流し時に友人と喧嘩をするなどということもなく、ただひたすら井の頭線で自宅と教室を往復して、青チャートを解き続けていた。無遅刻無欠席無欠課、どこにも迷い込まなかった。

その裏で、毎日午前中お腹が張って痛かったし、朝ごはんを時に嘔吐していた。具合は別に良くなかった。それは今もなのだが、たぶん、なにかもう1、2歩の後押しがあれば、僕もどこだかの内科を受診していたのかもしれない。

どこにも迷い込まない、というのは、かえって異様である。いまの僕が17歳の僕を見たら、規範的ないい子すぎてどこかがおかしいに違いないと穿った目で見てしまいそうだ。17歳は、どこかに迷い込んだほうがいい。それはそれで別の規範になってしまいそうだけど、どこかに迷い込んでいるほうが、そのこと自体はちょっとした問題になっていたとしても、か

L'écho de leurs pensées

えって全体のバランスがとれているように僕の目には映る。

17歳の僕はおそらくそのバランスを、おそらく空想に耽ったり、読書をしたり、詩を書いたりすることによって、傍目にはよくわからない形で保っていた。目に見える場所ではなく、現実から一歩降りた世界に迷い込んでいたのだ。後年、この世界はアイデンティティのひとつになったから、そう考えると、どこにどんなふうに迷い込んでいるかということが、思春期を診るときに、ひとつ大事なことなのかもしれないと今これを書きながら思った。

さて、本書は内科外来に迷い込んだ思春期、というのをひとつのテーマに、内科外来のあれやこれやを國松先生と話したことが収録されている。國松先生とは、僕が医者になった1日目に、国立国際医療研究センター病院の総合診療科のブースで初めて症例の振り返りをしたときから、この8年もの間、直接会って、あるいはチャットで、継続して対話をし続けている。

当然最初は対話ではなく100%指導を受ける側であったわけだが、僕が精神科に進んで後期研修を終え、國松先生が南多摩病院に移ったあたりから、徐々に本書のような内容について話す機会が増えていったような気がする。

面白いことに、症例を振り返りながらざっくばらんに話をしていると、お互いのアイディアが飛び交い、振り返っていた患者のカルテの内容と瞬間的な結びつきをして、新しい臨床に有用な思考や技法が爆誕する、ということがしょっちゅうある。それが現場で各々実践され、また別の患者を翌週振り返っているときに、そのお互いの実践の堆積と、その場で行われたディスカッションが、振り返っていた患者の内容と奇跡的に結びつき、さらに進化した思考・技法が爆誕する、ということが毎週起きている。

思春期診療についても同様で、ほぼ毎週振り返りでなにか新たな発見があるし、だから正直この対談で話したことと、今の我々が中心的に話している話題は少し違ったりもする。ただ、対談のあと、註をつけるまでにはけっこう時差があったので、そのあたりが本文の註で書いたように「動的な重ね塗り」になっていて面白いかもしれない。

内科外来は、思春期の不調が最初にやってくる可能性の高い場である。だから、この場で適切な方向に僅かでも介入できれば、あらゆる複雑で込み入った事情が前景化してとんでもなく大変なことになる前に、事態を収集できるということがしばしばある。対談ではいろいろな話をしたが、内科外来に取り組む先生に、なにかひとつ覚えて帰ってほしいことがあるとすれば、このことなのかなと思うのである。

中外医学社企画部の桂さん、上岡さん、南多摩病院の関先生、益子先生をはじめとする先生方、内科バックヤードのナースのみなさん、そして普段から関わってくれているそのほかの皆様と、患者さんたちに感謝します。

尾久守侑

國松淳和（くにまつ じゅんわ）

医療法人社団永生会南多摩病院 総合内科・膠原病内科 部長
2003 年　日本医科大学卒業、同付属病院 第二内科（初期研修）
2005 年　国立国際医療研究センター 膠原病科
2008 年　国立国際医療研究センター国府台病院 内科/リウマチ科
2011 年　国立国際医療研究センター 総合診療科
2018 年　医療法人社団永生会南多摩病院 総合内科・膠原病内科 医長
2020 年　現職

日本内科学会総合内科専門医、日本リウマチ学会リウマチ専門医

〈近著〉
『仮病の見抜きかた』（金原出版、2019）
『病名がなくてもできること』（中外医学社、2019）
『Kunimatsu's Lists～國松の鑑別リスト～』（中外医学社、2020）
『ブラック・ジャックの解釈学 内科医の視点』（金芳堂、2020）
『また来たくなる外来』（金原出版、2020）
『コロナのせいにしてみよう。シャムズの話』（金原出版、2020）
『医者は患者の何をみているか ―プロ診断医の思考（ちくま新書）』
（筑摩書房、2020）
『診察日記で綴る あたしの外来診療』（丸善出版、2021）
『オニマツ現る！ ぶった斬りダメ処方せん』（金原出版、2021）

尾久守侑（おぎゅう かみゆ）

慶應義塾大学医学部精神・神経科学教室
2014年　横浜市立大学医学部卒業、国立国際医療研究センター病院で初期研修
2016年　慶應義塾大学医学部精神・神経科に入局
　　　　慶應義塾大学病院、下総精神医療センター、静岡てんかん・神経医療センター、南多摩病院内科などに勤務
2018年　慶應義塾大学医学部博士課程に入学し、現在に至る

精神保健指定医、精神科専門医
詩人としても活動している

〈著書〉
『精神症状から身体疾患を見抜く』（金芳堂、2020）
『器質か心因か』（中外医学社、2021）
『サイカイアトリー・コンプレックス 実学としての臨床』（金芳堂、2021）

〈詩集〉
『国境とJK』（思潮社、2016）第22回中原中也賞最終候補
『ASAPさみしくないよ』（思潮社、2018）第69回H氏賞最終候補
『悪意Q47』（思潮社、2020）第9回エルスール財団新人賞受賞

思春期《ししゅんき》、内科外来《ないかがいらい》に迷《まよ》い込《こ》む ©

発　行　2022年1月20日　　1版1刷

著　者　國松淳和《くにまつじゅんわ》

尾久守侑《おぎゅうかみゆ》

発行者　株式会社　中外医学社

代表取締役　青木　滋

〒162-0805　東京都新宿区矢来町62

電　話　(03)3268-2701(代)

振替口座　00190-1-98814番

印刷・製本/三報社印刷（株）　〈SK・AK〉

ISBN 978-4-498-02098-6　Printed in Japan